CONTRIBUTION A L'ÉTUDE DES CAUSES

EMPÊCHANT L'ABLATION DÉFINITIVE DE LA CANULE

APRÈS LA TRACHÉOTOMIE CHEZ LES ENFANTS

VARIÉTÉ DE RÉTRÉCISSEMENT TRACHÉAL
BOURGEONS CHARNUS DE LA PLAIE

PAR

Louis CARRIÉ,

Docteur en médecine de la Faculté de Paris,
Ancien interne en médecine et en chirurgie des hôpitaux de Paris,
Lauréat des hôpitaux,
Médaille de bronze de l'Assistance publique.

PARIS

LIBRAIRIE ALEXANDRE COCCOZ
11, RUE DE L'ANCIENNE-COMÉDIE 11,

—

1879

CONTRIBUTION A L'ÉTUDE DES CAUSES

EMPÊCHANT L'ABLATION DÉFINITIVE DE LA CANULE

APRÈS LA TRACHÉOTOMIE CHEZ LES ENFANTS

VARIÉTÉ DE RÉTRÉCISSEMENT TRACHÉAL. — BOURGEONS CHARNUS
DE LA PLAIE.

CONTRIBUTION A L'ÉTUDE DES CAUSES

EMPÊCHANT L'ABLATION DÉFINITIVE DE LA CANULE

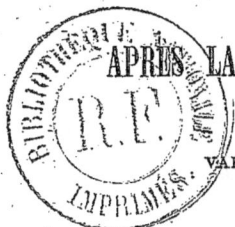

APRÈS LA TRACHÉOTOMIE CHEZ LES ENFANTS

VARIÉTÉ DE RÉTRÉCISSEMENT TRACHÉAL
BOURGEONS CHARNUS DE LA PLAIE

PAR

Louis CARRIÉ,

Docteur en médecine de la Faculté de Paris,
Ancien interne en médecine et en chirurgie des hôpitaux de Paris,
Lauréat des hôpitaux,
Médaille de bronze de l'Assistance publique.

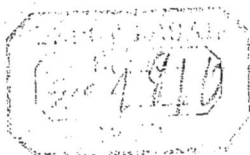

PARIS

LIBRAIRIE ALEXANDRE COCCOZ
11, RUE DE L'ANCIENNE-COMÉDIE 11,

1879

CONTRIBUTION A L'ÉTUDE DES CAUSES

EMPÊCHANT L'ABLATION DÉFINITIVE DE LA CANULE

APRÈS LA TRACHÉOTOMIE CHEZ LES ENFANTS

VARIÉTÉ DE RÉTRÉCISSEMENT TRACHÉAL. — BOURGEONS
CHARNUS DE LA PLAIE.

INTRODUCTION.

Dans le courant de l'année 1877, parmi les nombreux
cas de croup que nous avons observés à l'hôpital Sainte-
Eugénie, dans le service de notre excellent maître le
Dr Bergeron, dont nous avions, à cette époque, l'hon-
neur d'être l'interne, il est un fait qui nous avait vivement
frappé. Un jeune enfant de 6 ans avait subi l'opération
de la trachéotomie pour une laryngite pseudo-membraneuse arrivée à sa période asphyxique ; le soulagement
avait été immédiat ; l'état général s'était rapidement
amélioré, le larynx était devenu perméable, tout faisait
espérer une guérison prochaine et rapide. Cependant
quelques jours après l'opération, chaque fois que nous

faisions des tentatives pour débarrasser cet enfant de sa
canule, il était pris aussitôt d'une toux quinteuse et violente; bientôt du tirage survenait, et au bout de quelques
instants apparaissaient des signes manifestes d'asphyxie
qui nécessitaient la réintroduction rapide de la canule;
dès que celle-ci était en place, toute trace de gêne respiratoire disparaissait. Un jour, cette réintroduction fut
suivie de l'expulsion de deux productions charnues d'apparence polypeuse, le surlendemain il en fut de même :
trois jours après, la canule fut définitivement enlevée;
la respiration était calme, silencieuse sans le moindre
signe de tirage cervical. La guérison fut dès lors assu-
rée. C'étaient donc bien ces trois bourgeons charnus
qui, par leur présence dans la trachée, étaient le point de
départ des accidents asphyxiques chaque fois qu'il y
avait tentative d'ablation de la canule.

Des faits aussi nets sont assez rares : cependant dans
les recherches que nous avons pu faire sur ce sujet,
nous avons rencontré quelques cas analogues ou du
moins présentant une certaine analogie avec celui-ci,
peu nombreux, il est vrai. Dans les uns les bourgeons
charnus empêchant l'enlèvement définitif de la canule,
et les cas de ce genre sont assez fréquents, siégeaient
dans le trajet trachéo-cutané de la plaie; mais à leur
excision ou à leur expulsion spontanée, suivie de la
cautérisation de leur point d'implantation, succédaient
la guérison quelquefois, un soulagement momentané
presque toujours, c'est-à-dire que l'enfant pouvait respirer par les voies naturelles pendant quelques heures.
Dans d'autres observations, malgré les soins apportés,
variés à l'infini, ces bourgeons se reproduisaient d'une

manière désespérante, empêchant la guérison définitive, condamnant le malheureux enfant à garder sa canule pendant un long laps de temps, si ce n'est pendant toute sa vie; mais dans des cas semblables, nous croyons que fort souvent une autre cause, lésion laryngienne ou trachéale, vient s'ajouter à la présence de ces productions charnues et mettre un obstacle à l'enlèvement de la canule. D'autres observations enfin nous firent voir que ces bourgeons charnus pouvaient continuer à se développer dans l'intérieur de la trachée, au niveau de la cicatrice de la section des anneaux, y végéter une fois l'orifice cutané de la plaie complétement fermé, et entraîner par leur présence des accidents, pour ainsi dire foudroyants, tellement leur début est rapide et rendant toute intervention impossible pour rappeler à la vie des enfants que l'on pouvait considérer jusque-là comme presque complétement guéris.

En prenant connaissance de ces faits, nous avons cru qu'il ne serait peut-être pas inutile de les réunir, de les étudier dans leur ensemble; d'examiner les différents moyens déjà employés pour enlever définitivement la canule dans des cas de ce genre, de voir si on ne pourrait pas apporter quelques modifications à ces moyens, d'essayer d'établir la règle de conduite à tenir en présence d'accidents semblables.

Dans ce travail, notre intention n'est donc pas de passer en revue toutes les causes qui, après la trachéotomie pratiquée chez un enfant pour le croup, sont un obstacle à l'ablation de la canule pendant des mois et même des années; nous ne comptons étudier que les productions charnues de la plaie, surtout celles qui siégent profondément sur les bords de l'incision de la trachée, celles qui, parties de la plaie, végètent au milieu du tissu cicatriciel et font saillie dans la lumière du conduit aérien après l'occlusion de la plaie cutanée.

Nous comptons étudier en outre une variété de rétrécissement trachéal, suite de trachéotomie, dont nous n'avons trouvé la description nulle part et qui nous a été signalé par M. le professeur Guyon qui a pu, pièces en main, constater ses différents caractères.

Qu'il nous soit permis de saisir ici l'occasion de remercier tous nos maîtres dans les hôpitaux et de les prier de vouloir bien recevoir l'expression de toute notre reconnaissance pour les conseils qu'ils nous ont donnés et l'extrême bienveillance qu'ils n'ont cessé de nous témoigner dans le courant de nos études.

Nous prions aussi M. le Dr Krishaber de recevoir tous nos remercîments pour son extrême obligeance à nous fournir les renseignements qui nous étaient nécessaires pour ce travail.

ÉTUDE D'UNE VARIÉTÉ DE RÉTRÉCISSEMENT TRACHÉAL CONSÉCUTIF A LA TRACHÉOTOMIE PRATIQUÉE CHEZ LES ENFANTS.

Les fautes opératoires pendant une trachéotomie pratiquée sur des enfants atteints de croup, les incisions multiples des anneaux de la trachée avec perte de substance, la nécrose consécutive des cerceaux cartilagineux, les ulcérations de la muqueuse trachéale, le sphacèle des parois de la plaie, telles sont les principales causes de rétrécissement du conduit aérien, signalées par les auteurs, qui viennent mettre un obstacle définitif, si le rétrécissement est très-accentué, temporaire, s'il est moins accusé, à l'enlèvement de la canule du cou d'un enfant trachéotomisé. Dans le premier cas l'enfant est condamné à garder ce mode artificiel de respiration pendant toute sa vie; dans le second, on peut arriver à la longue à le lui enlever; mais presque toujours il gardera de la raucité de la voix et pourra être sujet à des accès de suffocation plus ou moins intenses chaque fois qu'il se fera une poussée inflammatoire du côté du larynx ou de la trachée.

Telles sont, comme nous le disions plus haut, les principales causes de la diminution du calibre de la trachée; mais il en est une autre, consécutive aussi à la trachéotomie, que nous n'avons vu relatée dans aucun auteur, qui doit cependant être assez fréquente; qui amène une gêne plus ou moins considérable dans le rétablissement de la respiration normale après l'enlèvement de la canule, selon que le rétrécissement de la lumière trachéale est plus ou moins accusé : qui peut amener quelquefois une erreur dans l'interprétation des accidents qui se passent sous vos yeux, comme le prouve la relation de l'observation suivante qu'a bien voulu me communiquer M. le professeur Guyon, que je ne saurais trop remercier de la bienveillance qu'il m'a toujours témoignée dans le courant de l'année que je viens de passer dans son service.

« Un jeune enfant avait subi l'opération de la trachéotomie ; quelque temps après, le médecin qui donnait des soins à ce malade fit, à différentes reprises, des tentatives pour enlever définitivement la canule : chaque fois l'enfant était pris d'accès de suffocation qui exigeaient sa réintroduction immédiate. Désirant se rendre compte de la cause qui était le point de départ de ces accidents, en examinant le fond de la plaie trachéale, on aperçut une saillie rougeâtre proéminente dans l'intérieur de la trachée, saillie qui fut prise pour des végétations charnues de la paroi postérieure : une cautérisation fut pratiquée, l'enfant mourut dans un accès de suffocation. »

Le larynx et la trachée ayant été enlevés, furent envoyés à M. le professeur Guyon. Voici ce qu'il constata.

Sur la paroi postérieure de la trachée, en un point diamétralement opposé à la section des anneaux cartilagineux, par laquelle la canule avait pénétré, existe une saillie rougeâtre qui s'avançant dans l'intérieur du conduit aérien en rétrécit notablement le calibre, sans l'oblitérer complétement cependant ; une bougie assez fine pouvant le traverser dans toute son étendue. Cette saillie qu'on avait pu apercevoir pendant la vie au fond de la plaie n'était nullement formée par un amas de végétations bourgeonnantes, comme on l'avait cru, mais bien par la paroi postérieure de la trachée elle-même, qui s'était plissée longitudinalement dans toute son épaisseur, plissement qui était dû lui-même au rapprochement de l'extrémité postérieure des anneaux écartés en avant pour permettre l'introduction de la canule.

A la suite de cette communication, pour trouver une explication à la présence de cette saillie de la paroi postérieure de la trachée, nous nous sommes livré, d'après

les conseils de M. le professeur Guyon, à quelques recherches sur des larynx d'enfants, recherches ayant eu
pour but de reconnaître quelle disposition pouvait
prendre cette paroi postérieure du conduit aérien quand
on introduisait une canule dans sa cavité. Mais avant de
donner le résultat des expériences que nous avons faites
à ce sujet, nous allons tenter de donner une explication
qui nous semble assez rationnelle de cette disposition
particulière; nous verrons ensuite si cette explication est
contrôlée par les mensurations de cette même paroi
postérieure, pratiquées avant et après l'introduction d'une
canule dans l'intérieur de la trachée.

A l'état normal, la portion membraneuse de la trachée,
tendue par l'élasticité des cerceaux cartilagineux, forme
une paroi rectiligne transversalement, présentant quelques plis longitudinaux peu saillants. Si maintenant on
sectionne verticalement les quatre ou cinq premiers anneaux en avant, sur la ligne médiane et que l'on introduise
un dilatateur dans la cavité trachéale, on voit quelquefois,
si les branches de l'instrument sont trop largement écartées, la paroi postérieure venir faire saillie en avant et
empêcher l'introduction de la canule dont le bec vient
butter contre elle ; si, au contraire, la surface de section
des anneaux est moyennement écartée pour présenter un
orifice suffisant à l'entrée de la canule et que celle-ci
pénètre facilement, il est rationnel de supposer que les
extrémités postérieures des anneaux, glissant sur le
tissu cellulaire rétro-trachéal, vont se rapprocher, puis-
qu'ils sont sectionnés en avant, dans leur continuité et
sur la ligne médiane et que leurs surfaces de section sont
maintenues écartées les unes des autres, d'une manière

permanente par la présence de la canule. Si leurs extrémités postérieures se rapprochent, le diamètre transversal
de la portion membraneuse sera diminué, celle-ci, plus
ou moins enflammée, quelquefois doublée d'une fausse
membrane plus ou moins résistante, reposant en arrière
sur l'œsophage et les corps vertébraux, viendra faire
saillie dans la trachée, au-dessus du coude de la canule,
c'est-à-dire en un point diamétralement opposé à la
partie supérieure de l'orifice que l'on a pratiqué sur la
face antérieure des anneaux; plus bas, la face postérieure
de la canule appliquée immédiatement contre elle, la
refoule en arrière et la maintenant tendue, l'empêche de
faire saillie en avant. Que cette disposition persiste,
comme nous l'avons vu dans l'observation précédente,
on aura un obstacle permanent à l'enlèvement définitif
de la canule : si on enlève celle-ci, une fois le larynx
redevenu perméable, la plaie extérieure se rétrécissant
rapidement, l'air ne pénétrera plus en quantité voulue
par les voies naturelles, il surviendra de la gêne respiratoire ainsi que du tirage qui aura lui-même pour conséquence d'aplatir toute la portion cervicale de la trachée
et par suite de rétrécir encore son calibre : un accès de
suffocation surviendra bientôt et rendra nécessaire la
réintroduction de la canule.

Il nous reste à savoir si cette disposition se rencontre
fréquemment après la trachéotomie, si cette variété de
rétrécissement peut facilement se produire, non pas,
bien entendu, au même degré que dans le cas que
nous a communiqué M. le professeur Guyon, mais
moins accentué et être une de ces causes mal dé-
terminées des accès de suffocation, survenant chez des

enfants trachéotomisés et cela sans que l'on puisse constater une lésion laryngienne ou trachéale bien évidente
pour expliquer l'obstacle à l'enlèvement de la canule.

Dans ce but, nous avons examiné un certain nombre
de trachées d'enfants, et faisant une section des quatre
premiers anneaux en avant et sur la ligne médiane, puis
introduisant une canule dans la cavité trachéale, nous
sommes parvenu à reproduire dans presque tous les cas
la variété de rétrécissement dont nous venons de parler,
à des degrés plus ou moins marqués il est vrai: sur quelques trachées cependant, l'introduction de la canule ne
produisait aucun changement notable dans la disposition
de la paroi postérieure et par suite pas de rétrécissement.
Mais ceci s'explique facilement, car pour que cette variété de rétrécissement se produise, il est nécessaire que
la paroi postérieure de la trachée présente elle-même
une disposition particulière.

Or rien n'est variable comme la forme, la largeur de
cette portion du tube trachéal chez l'enfant. La disposition normale chez ce dernier, c'est-à-dire l'extrémité
postérieure des anneaux formant un angle droit avec la
paroi postérieure, qui est pour ainsi dire la règle chez
l'adulte, est au contraire l'exception.

Dans certains cas, la section transversale d'une trachée
fait voir qu'il y a absence presque complète de paroi
postérieure, les extrémités des anneaux ne sont éloignées
les unes des autres que d'une distance de 2 millimètres
environ : d'autres fois au contraire, les anneaux sont
plus écartés en arrière, la paroi postérieure a une certaine largeur, mais les angles formés par la réunion des
anneaux et de la paroi membraneuse ne sont pas des

angles droits : les anneaux ne se terminent pas brusquement, ils continuent en dedans leur trajet curviligne au-
dessous de la muqueuse de la paroi postérieure.

On croit être en présence d'une paroi relativement
large, mais en cherchant attentivement les extrémités
des anneaux on les trouve soulevant légèrement la muqueuse dans l'intérieur de la trachée, après avoir glissé
entre celle-ci et la couche fibreuse. Du reste, pour se
rendre compte des dispositions excessivement variables
des parois de la trachée chez l'enfant, on n'a qu'à considérer les figures rapportées dans le *Traité d'anatomie
topographique* de M. Tillaux. On y verra que la forme,
le calibre de la trachée est excessivement variable, non-
seulement suivant l'âge, mais encore suivant les indi-
vidus du même âge.

Par suite, on comprend facilement que la variété de
rétrécissement que nous étudions ne se produira pas
dans tous les cas; qu'il se produira d'autant plus facilement que la paroi postérieure sera plus large; mais ici
nous devons faire remarquer que nous parlons toujours
de trachée d'enfant. Chez l'adulte, en effet, la paroi postérieure est très-large, et malgré cette largeur, à moins
d'une disposition particulière de la trachée ou de lésions
morbides de la muqueuse, le rétrécissement dont nous
parlons n'aura pas lieu; car, chez lui, l'écartement des
surfaces de section des anneaux est relativement moins
considérable que chez l'enfant; chez ce dernier, le diamètre des canules employées répond presque exactement
au calibre de la trachée, tandis que chez l'adulte, il s'en
faut de beaucoup que les deux diamètres, trachéal et
canulaire, correspondent exactement; aussi l'écartement

des anneaux en avant n'amène-t-il pas un rapprochement sensible de leurs extrémités postérieures, une fois
la canule introduite. Chez l'enfant, il n'en est plus de
même, la paroi postérieure ne présente plus la même
largeur, ni la même disposition qu'à l'état normal quand
on introduit une canule dans sa cavité. Les mensurations suivantes pratiquées sur des trachées de jeunes
sujets de différents âges en donnent la preuve, et met-
tent, dans certains cas, en évidence le mécanisme du
rétrécissement dont nous nous occupons.

Voici du reste comment nous avons procédé :

Prenant un larynx, avec une portion de trachée com-
prenant sept ou huit anneaux, dépourvu des parties molles
avoisinantes, nous avons mesuré l'écartement existant
en arrière entre les extrémités postérieures des deuxième
et cinquième anneaux; puis sectionnant les quatre premiers en avant comme pour une trachéotomie, nous
avons mesuré de nouveau, après l'introduction d'une
canule d'un diamètre approprié à celui de la trachée,
l'écartement existant entre ces mêmes anneaux en arrière.

Sectionnant ensuite transversalement le larynx au-
dessous du cartilage thyroïde, nous avons pu facilement
apercevoir la disposition de la muqueuse trachéale au-
dessus du coude de la canule.

1° Trachée d'un enfant de 3 ans :

Diamètre transversal de la paroi postérieure :

Au niveau du 2ᵉ anneau............ 5 mm.
— 5ᵉ anneau............ 5 mm.

Après avoir sectionné les anneaux et mis une canule,
diamètre de la paroi postérieure :

Au niveau du 2ᵉ anneau.......... 3 mm.

— 5ᵉ anneau........... 6 mm.

Rétrécissement de 2 millimètres au niveau du 2ᵉ anneau. Saillie de la muqueuse dans l'intérieur de la trachée, mais peu marquée.

2° Enfant de 4 ans :

Diamètre de la paroi postérieure :

Au niveau du 2ᵉ anneau.......... 6 mm.

— 5ᵉ anneau.......... 7 mm.

Après l'introduction de la canule :

Au niveau du 2ᵉ anneau............ 4 mm.

— 5ᵉ anneau........... 7 mm.

Rétrécissement de 2 millimètres, saillie plus considérable que précédemment dans l'intérieur de la trachée.

3° Enfant de 6 ans :

Diamètre transversal de la paroi postérieure :

Au niveau du 2ᵉ anneau............ 7 mm.

— 5ᵉ anneau........... 5 mm.

Après l'introduction de la canule :

Au niveau du 2ᵉ anneau............ 4 mm.

— 5ᵉ anneau........... 6 mm.

La saillie de la muqueuse dans l'intérieur de la trachée est considérable et occupe le tiers au moins du calibre de ce conduit. La muqueuse est du reste doublée d'une fausse membrane.

4° Fille de 16 ans :

Diamètre transversal de la paroi postérieure.

Au niveau du 2ᵉ anneau............ 9 mm.

— 5ᵉ anneau........... 11 mm.

Après l'introduction de la canule :

Au niveau du 2° anneau............. 5 mm.

— 5° anneau............ 11 mm.

Le rapprochement des extrémités postérieures des anneaux est de 4 millimètres ; par suite, la saillie muqueuse dans la trachée est très-marquée. Elle se présente sous la forme d'un V renversé, le sommet répondant au bord inférieur du cricoïde ; les deux branches très-saillantes descendent latéralement et viennent se perdre sur les côtés de la canule.

Dans ces quatre cas, nous voyons donc que l'introduction d'une canule dans la trachée amène un rapprochement des extrémités postérieures des anneaux et une saillie dans l'intérieur de la trachée de la muqueuse siégeant à ce niveau. Plus bas, au niveau du cinquième anneau, on voit que le diamètre transversal de la paroi postérieure reste le même ou augmente de 1 à 2 millimètres ; cette augmentation est due au soulèvement de cette paroi par la canule qui s'applique contre elle.

Sur d'autres trachées, provenant d'enfants très-jeunes, 18 mois, 2 ans, 2 ans 1/2, nous n'avons rien obtenu de bien net ; il existe un rapprochement appréciable des anneaux, mais pas de saillie dans l'intérieur de la trachée ; il en a été de même dans deux autres cas où la paroi postérieure n'avait qu'une largeur de 2 millimètres.

En résumé, on voit que fort souvent l'introduction d'une canule dans une trachée d'enfant amène une diminution dans la largeur du diamètre transversal de la paroi postérieure ; que cette même paroi postérieure vient faire une saillie plus ou moins marquée dans l'intérieur de la trachée ; que si cette saillie existe d'une

Carrié.   2

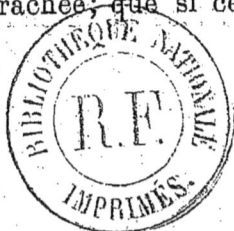

manière permanente après que la canule aura été enlevée et que la plaie se sera cicatrisée, il persistera un rétrécissement analogue à celui dont nous avons parlé au commencement de ce chapitre.

DES BOURGEONS CHARNUS DE LA PLAIE TRACHÉO-CUTANÉE METTANT OBSTACLE A L'ABLATION DÉFINITIVE DE LA CANULE APRÈS LA TRACHÉOTOMIE CHEZ LES ENFANTS, OU DÉTERMINANT DES ACCIDENTS APRÈS LA CICATRISATION DE LA PLAIE.

Dans ce chapitre nous comptons étudier les différentes variétés de forme, de volume, que peuvent présenter les bourgeons charnus se développant dans le trajet trachéo-cutané d'une plaie consécutive à une trachéotomie et devenant le point de départ d'accidents sérieux ; nous étudirons en outre leur mode d'implantation, leur siége que nous tâcherons de préciser, enfin leur structure intime.

Si ces bourgeons charnus existent au niveau de l'orifice cutané de la plaie, ils se présentent là, comme partout, sous la forme de petits mamelons roses, mollasses, de grosseur variable, généralement sessiles, dont le siége est limité le plus souvent à l'un des angles de la plaie, soit à l'angle supérieur, soit à l'angle inférieur ; tandis que d'autres fois, mais plus rarement, ils occupent tout le pourtour de la plaie, entourant la

canule d'une sorte de collerette légèrement saillante ;
dans ce cas, on ne saurait mieux comparer leur disposition et leur aspect qu'à ceux de ces bourgeons
charnus plus ou moins exubérants que l'on voit se développer autour des tubes à drainage ; et en réalité ce
ne sont que des bourgeons charnus d'une plaie en voie
d'évolution.

Quand ils se développent plus profondément dans les
parois du trajet trachéo-cutané, sur les bords de l'incision trachéale, c'est alors qu'ils peuvent acquérir un
certain volume et devenir la cause de véritables accidents : comme précédemment, ils peuvent être sessiles,
du volume d'un grain de chènevis, d'un pois, occuper
le plus souvent les angles supérieur et inférieur de la
plaie ; ou bien, au contraire, ils prennent un développement plus considérable, on les aperçoit flottant au fond
de l'incision, sous la forme d'une languette charnue
(obs. IV), alternativement attirés ou repoussés par les
mouvements respiratoires. Ils sont pourvus d'un petit
pédicule d'une longueur d'un millimètre à un millimètre
1/2 ; ils sont roses et mollasses comme ceux du pourtour de la plaie ; mais ici la simple dénomination de
bourgeons charnus ne leur convient plus, ils ont la mobilité des polypes, sont pourvus comme eux d'un pédicule ; aussi est-ce avec raison que Gigon (d'Angoulême)
les a le premier désignés sous le nom de *végétations polypiformes*.

Siégent-ils plus profondément sur les bords mêmes
de l'incision trachéale, leur nombre peut être variable ;
cependant dans les observations où ils ont été cause de
la mort et où l'autopsie a été faite, on n'en a pas constaté

plus de deux, quelquefois pédiculés, d'autres fois reposant par leur base sur le tissu de cicatrice, mais c'est toujours au niveau de la cicatrice qu'on les a rencontrés. Dans un autre cas, ils semblaient plus nombreux, paraissaient émerger de l'intérieur de la trachée pendant l'expiration, leur saillie devenait alors assez considérable pour permettre de les saisir avec une pince et de les extirper (obs. VII); mais venaient-ils bien de l'intérieur de la trachée ou du fond de la plaie, c'est ce que nous allons examiner; car leur véritable point d'implantation, quand ces bourgeons charnus se développent profondément, peut prêter à discussion.

Est-ce véritablement au niveau de la cicatrice qu'on les rencontre, ou bien existent-ils appendus au voisinage de cette cicatrice, sur la muqueuse elle-même? M. Sanné, dans son excellent *Traité de la diphthérie*, dit que dans les cas où l'autopsie a pu être faite, on a trouvé ces bourgeons charnus sur la muqueuse trachéale; pour lui, ils dériveraient donc de cette muqueuse et non de la cicatrice; nous croyons que sur ce point il est dans l'erreur. Nous ne voulons pas dire qu'il ne peut exister des végétations ayant l'apparence de polypes sur la muqueuse trachéale, on en a cité des exemples à la suite d'inflammations intenses, mais ces cas sont fort rares; et de plus, dans toutes les observations connues de végétations des voies respiratoires dans l'enfance, il n'existe pas une seule observation de polype exclusivement limité à la trachée avec intégrité du larynx (1). Nous voulons simplement dire que les bourgeons qui

(1) Krishaber, Union médicale, 1874, n° 24.

nous occupent, proéminent dans le conduit aérien, toujours au niveau de la cicatrice ; que leur point d'implantation soit sur les tissus qui constituent profondément le trajet de la plaie, ou bien au niveau des anneaux cartilagineux, dans le tissu sous-muqueux ou sur les bords sectionnés de la muqueuse, et que par suite ils sont bien le résultat de l'opération elle-même.

Une observation présentée à la Société médicale des hôpitaux en 1868 par le Dr Bergeron vient à l'appui de ce que nous avançons. Un jeune enfant atteint de croup avait été trachéotomisé dans son service ; les phénomènes d'asphyxie disparurent aussitôt, l'état général s'améliora rapidement, mais il y eut impossibilité d'enlever la canule ; à chaque tentative, l'enfant était pris immédiatement de toux et de suffocation. Il mourut d'une pneumonie, trois semaines après l'opération. A l'autopsie, on constata une production polypiforme, mais qui siégeait à un centimètre au-dessus de l'angle supérieur de l'incision trachéale, à la partie inférieure du larynx. On s'expliqua facilement alors les accès de toux et de suffocation qui suivaient l'ablation de la canule, et en faisant une enquête rétrospective sur les antécédents de l'enfant, on apprit qu'il avait été traité deux fois dans le courant de l'année pour des accidents de faux croup, qui vraisemblablement étaient dus à la présence de ce polype. Au moment de sa dernière entrée à l'hôpital, il avait certainement le croup, des fausses membranes tapissaient l'isthme du gosier.

Dans cette observation, la production végétante était bien antérieure à la trachéotomie ; aussi, n'est-ce pas au niveau de la plaie trachéale qu'on la rencontre à l'autopsie ; dans les autres observations que nous allons examiner, nous verrons, comme nous le disions plus haut, que c'est bien au niveau de la cicatrice, si la plaie est fermée, sur les bords de la section de la trachée, si la plaie est encore ouverte, que l'on constate l'implantation de ces végétations et non sur la muqueuse avoisinante.

Dans l'observation de M. Bouchut, une végétation conjonctive, flottante, pédiculée, rose, mollasse, du volume d'un grain de chènevis environ, siégeait dans la trachée, à la partie inférieure de la cicatrice ; l'opération de la trachéotomie remontait à six semaines ; l'enfant avait été guérie du croup, mais elle était venue succomber dans son service, sans que l'on se fût aperçu de rien de particulier du côté du larynx, d'une broncho-pneumonie, suite de rougeole, contractée quelque temps après sa guérison.

Le Dr Krishaber a présenté à la Société de chirurgie (1) a trachée d'un enfant ayant succombé dans un accès de suffocation après la cicatrisation d'une plaie de trachéotomie, et présentant au niveau du troisième et du quatrième anneau trachéal, en avant et un peu à gauche au point où a porté la section de l'opération, une végétation arrondie, pédiculée, du volume d'un pois et n'obstruant pas complétement la lumière de la trachée.

Ces deux observations sont les seules où l'autopsie ait pu être faite et dont nous ayons eu connaissance ; mais il en est d'autres dans lesquelles, bien que les malades aient guéri à la suite de l'extraction de ces pro-

(1) Bulletin de la Société de chirurgie, 1874.

ductions polypiformes, qui démontrent que c'est bien
au niveau de la plaie trachéale ou dans les tissus immédiatement en avant de la trachée que ces bourgeons se
développent quand ils existent profondément. Aussi, si
rien ne venant révéler leur présence au moment de l'ablation de la canule, on abandonne la plaie à la cicatrisation, ce sera au niveau de la cicatrice, quand ils donne-
ront lieu à des accidents, qu'on les rencontrera plus tard,
et cela par un mécanisme sur lequel nous reviendrons
dans quelques instants.

Nous voyons, en effet, dans les observations IV et V,
les bourgeons charnus venus du fond de la plaie et de
a partie supérieure flotter dans le trajet trachéo-cutané;
dans l'observation II, qui nous est personnelle, il existait
deux polypes à l'angle inférieur de la plaie, l'un sessile,
l'autre pédiculé; ce dernier devait siéger tout à fait
sur les bords de la trachée, car le peu de longueur de son
pédicule ne lui aurait pas permis de pénétrer dans l'intérieur du conduit aérien, d'y déterminer de la toux et de
la suffocation, s'il n'avait pas eu son siége sur les parois
de la trachée elle-même; le second, qui était sessile, bien
qu'il fût réuni au premier par un petit lambeau d'apparence cicatricielle, siégeait certainement en avant de la
trachée, des fibres musculaires striées ayant été recon-
nues au miscrocope sur ses parois.

Enfin, dans une observation de M. Krishaber(1), on a
pu constater *de visu* au laryngoscope, des bourgeons charnus au niveau de la plaie trachéale, chez une femme
trachéotomisée depuis deux ans, qui ne pouvait se passer

(1) Annales des maladies des oreilles et du larynx (1877), nᵒ 1.

de sa canule depuis cette époque ; ces bourgeons furent
excisés, et au bout de deux mois de traitement, la respiration se fit par les voies naturelles.

En résumé, on voit par ces observations que c'est bien
au niveau de la plaie trachéale ou de la cicatrice que
ces végétations prennent naissance et non sur la muqueuse voisine.

Nous n'avons que peu de choses à dire sur les bourgeons charnus existant dans la partie antérieure de la
plaie et au niveau de son orifice cutané, nous devons
simplement faire remarquer qu'on les rencontre le plus
habituellement aux angles inférieur ou supérieur de la
plaie.

Maintenant, quelle est la structure de ces végétations ?
M. Ranvier, qui a examiné la végétation provenant de la
pièce du Dr Krishaber, l'avait considéré comme un gros
bourgeon charnu ou bien comme un polype papillaire
primitivement revêtu d'épithélium, mais qui, sous l'influence de la laryngite traumatique, aurait pris les caractères d'un bourgeon charnu (1). A l'époque où cette
observation avait été présentée à la Société de chirurgie,
M. Krishaber pensait que cette production polypiforme
existait avant la trachéotomie et n'était point la conséquence de l'opération ; mais depuis, son opinion a changé
sur ce point, et pour lui ce bourgeon charnu est bien la
conséquence de l'opération (2).

Le Dr Balzer, chef du laboratoire d'histologie de Cla-
mart, a bien voulu se charger de l'examen des polypes

(1) Bulletin de la Société de chirurgie, 1874, p. 110.
(2) Communication orale et Annales des maladies de l'oreille et du
larynx, Loc. cit.

du petit malade dont nous donnons l'observation, et voici le résultat de son examen.

« Les deux polypes que j'ai examinés sont constitués par un tissu embryonnaire renfermant des vaisseaux nombreux et volumineux dont les parois sont formées par des cellules fusiformes. Ces vaisseaux forment des anses au niveau de la surface libre des polypes, dont ils ne sont séparés que par une mince couche de cellules embryonnaires qui paraissent tassées et aplaties. Ils affectent une direction longitudinale au niveau du point d'implantation des polypes. Au centre des polypes on trouve, en outre, plusieurs foyers hémorrhagiques, quelques-uns assez étendus.

« On ne trouve de tissu conjonctif en faisceaux qu'au niveau de leur surface adhérente. A la base du polype sessile, on trouve de plus un certain nombre de fibres musculaires striées provenant, sans nul doute, des muscles qui participaient à la formation du trajet de la canule. Le polype pédiculé se continue directement avec un tissu embryonnaire absolument analogue au sien. En résumé, ces polypes présentent la structure des bourgeons charnus arrivés à un degré assez avancé dans leur évolution et développés sur un tissu de cicatrice. »

Bien que le point exact d'implantation du petit polype pédiculé dont il vient d'être question, ne soit pas bien connu, il est très-probable qu'il siégeait, comme nous le disions plus haut, sur les bords de l'incision trachéale. Si pour une cause quelconque la plaie avait pu être abandonnée à elle-même et se cicatriser, on l'aurait rencontré au milieu du tissu cicatriciel, s'il avait entraîné la mort par sa présence ; car nous ne croyons pas que ces polypes se développent de toute pièce sur le tissu cicatriciel, une fois la plaie complétement fermée. Nous croyons, au contraire, qu'ils existent à l'état pour ainsi dire rudimentaire avant l'ablation de la canule et qu'après l'ablation de celle-ci, emprisonnés au milieu de l'exsudation plastique qui se forme à ce niveau, ils continuent à se développer, donnant lieu à des accidents intermittents, comme il est du reste la règle pour les productions de ce genre dans les voies aériennes.

ÉTIOLOGIE.

« Une cause fréquente d'accidents après l'ablation de la canule est la présence de bourgeons charnus pédiculés, mobiles dans la trachée et implantés le plus souvent à l'un des angles de la plaie » (1). Ceci est parfaitement vrai; mais pourquoi ces bourgeons se développent-ils à la suite de certaines trachéotomies, tandis que dans le plus grand nombre des cas ils n'existent pas ou du moins leur présence n'entraîne aucun accident; il est presque impossible d'en donner une explication valable. Pourrait-on tout au plus invoquer une opération laborieuse, des incisions multiples rendant l'introduction de la canule difficile, provoquant des tâtonnements, une sorte de mâchonnement des parties profondes de la plaie par le bec de la canule dans les tentatives d'introduction; cela est fort probable et nous semble très rationnel. Mais pour avoir une conclusion certaine, il serait utile de sa-

(1) Picot et d'Espine, Manuel des maladies de l'enfance.

voir si la plaie opératoire a été rapidement et nettement
faite et surtout si l'introduction de la canule a été facile
ou difficile; malheureusement ce point d'observation est
le plus souvent passé sous silence; toutefois, parmi les
observations que nous avons pu recueillir et où il existait des bourgeons charnus, deux fois nous voyons des
opérations laborieuses; dans l'observation VII plusieurs
incisions avaient été faites à la trachée, une portion
d'anneau se sphacéla et fut rendu quelques jours après
avec les crachats; dans l'observation II, il n'y eut qu'une
incision faite, mais un peu latérale; la canule fut, par
suite, difficile à introduire, nous fûmes obligé de faire
plusieurs tentatives avant qu'elle pût pénétrer dans la
trachée.

Quoi qu'il en soit, si l'introduction laborieuse d'une
canule après une opération laborieuse elle-même n'est
pas toujours la cause de la production de ces végétations,
ces dernières se produisant quelquefois après des opérations très-rapidement faites, il n'en est pas moins
possible d'admettre que les difficultés d'introduction
peuvent en favoriser l'apparition, par suite de petites
déchirures que produit l'extrémité de l'instrument sur
les tissus nettement sectionnés par le bistouri, en re-
cherchant l'ouverture trachéale.

Mais s'il est très-difficile d'expliquer pourquoi ces
bourgeons charnus se développent plutôt dans un cas
que dans un autre, il nous semble plus facile de savoir
pourquoi, quand ils existent, ils semblent avoir un siége
de prédilection, les angles supérieur et inférieur de la
plaie des téguments ou de la trachée, car c'est toujours
en ces points que leur siége a été signalé, soit que leur

lieu d'implantation ait pu être constaté pendant la vie (obs. II, IV, V, VII), soit que leur existence ait été révélée seulement à l'autopsie (obs. I et obs. VII, p. 38).

Les rapports entre les parois de la plaie et celles de la canule paraissent en donner l'explication.

En effet, la plaie faite dans les téguments du cou et sur la paroi antérieure de la trachée, nécessaire pour permettre l'introduction de la canule, d'abord rectiligne verticalement, prend la forme d'un losange allongé, une fois l'instrument en place. Deux des angles très-émoussés de cette plaie reposent directement sur la canule et se moulent sur elle; les deux angles supérieur et inférieur sont plus ou moins éloignés de la convexité et de la concavité de la canule, selon que la plaie est plus ou moins grande, laissant entre eux et les parois du tube un espace triangulaire. Le lendemain ou le surlendemain de l'opération, si la plaie répond bien au diamètre de la canule, on est en présence d'une plaie tégumentaire complétement circulaire, d'un trou complétement rond. Si, au contraire, la plaie a été faite trop grande, il persiste toujours au-dessus et au-dessous de la canule deux points de la plaie qui ne reposent pas directement sur l'instrument, et c'est en ce point où, par défaut de compression, vont prendre naissance des bourgeons charnus. Ceux de l'angle inférieur, nous parlons toujours de ceux qui siégent profondément, ne pourront devenir aussi gros que ceux de l'angle supérieur, l'espace leur manquant pour se développer, à moins qu'ils ne continuent à végéter, une fois la canule enlevée; mais en haut, où ils ne sont pas refoulés par les parois de la canule, ils peuvent librement augmenter de volume et

pénétrer dans la trachée au-dessus de la paroi supérieure de la canule, et c'est là, en effet, que les plus
volumineux ont été rencontrés (obs. IV, V, VI). La compression de la canule est si évidente pour empêcher le
développement de ces bourgeons que, si l'on vient à
faire usage d'une canule perforée sur la convexité, ils
pénétreront en augmentant rapidement de volume par
l'ouverture supérieure, s'y engageront comme une che-
ville, diminueront le calibre de l'instrument où leur présence se révélera par de la gêne respiratoire (obs. V).

L'observation suivante en est encore un exemple.

Un homme de 41 ans, trachéotomisé il y a deux ans,
garde pendant un an une canule non perforée sur sa
convexité; après diverses tentatives infructueuses d'enlèvement, on lui met une canule à trois ouvertures.
Trois mois après, il se présente à l'hôpital Necker pour
se faire enlever une végétation qui, implantée à l'angle
supérieur de la plaie, vient faire hernie dans l'intérieur
de la canule par l'ouverture supérieure. Au bout de six
mois, il se présente de nouveau à l'hôpital; la végétation est revenue au même point, elle est de la grosseur
d'un haricot, bouche presque complétement l'intérieur
de la canule, cause de la gêne respiratoire, de la difficulté pour enlever et surtout pour remettre l'instrument
en place. Les autres parties de la plaie sont déprimées,
lisses, sans traces de bourgeonnement.

Ici, tant que le malade a fait usage de la canule ordinaire, rien de particulier ne s'est produit du côté de la
plaie; quelque temps après l'usage de la canule perforée, des bourgeons charnus apparaissent, se développant
lentement, il est vrai. L'usage de ce genre d'instrument,

si, dans tous les cas, il n'est pas la cause de la production de ces végétations, semble donc cependant en favoriser le développement.

DU RÔLE DES BOURGEONS CHARNUS DANS LA PRODUCTION DES ACCÈS DE SUFFOCATION.

Quel est le rôle de ces végétations dans la production des accès de suffocation après l'enlèvement de la canule? Quelle part faut-il leur attribuer dans ces accidents? C'est ce que nous allons étudier.

Deux cas se présentent : des bourgeons charnus existent soit superficiellement, soit profondément, mais la plaie est ouverte; ou bien ils siégent profondément, mais la plaie est fermée.

Si la plaie est ouverte et qu'ils siégent sur la moitié antérieure du trajet trachéo-cutané, leur présence ne donne généralement lieu à aucun accident, ou, du moins, s'il en survient, ce n'est pas à eux qu'il faut les attribuer. Une fois la canule enlevée, cessant d'être comprimée, ils augmentent, il est vrai, de volume; la plaie se rétrécit, se déprime, des signes d'asphyxie se manifestent bientôt; mais, ou bien le larynx n'est pas encore libre, ou bien c'est le spasme glottique qu'il faut accuser. Après plusieurs tentatives, la canule pourra définitivement être retirée; toutefois il est à considérer que plus tard, une fois la plaie cicatrisée, il pourrait se faire que des accidents asphyxiques surviennent par suite du développement d'une végétation siégeant profondément et qui aurait d'abord passé inaperçue; car, s'il n'est pas fatalement nécessaire que ces bourgeons se produisent profondément parce qu'il en existe superficiellement, il n'en est pas moins vrai, qu'une plaie de cette nature bourgeonnant du côté des téguments semble plus prédisposée qu'une autre à avoir des bourgeons charnus dans les profondeurs des parties sectionnées.

Si la plaie est encore ouverte, mais si ces bourgeons charnus ont acquis un certain volume, s'ils ont pris la forme de petits polypes, s'ils sont implantés profondément, il n'en sera plus tout à fait de même que précédemment. Dès que la canule est enlevée, ils flottent dans l'intérieur de la plaie, animés d'un mouvement de va-et-vient, consécutif à l'inspiration et à l'expiration, ils peuvent pénétrer entre les lèvres de la plaie trachéale et venir flotter dans l'intérieur de la trachée, ils provoquent alors rapidement de la toux et par suite de la gêne respiratoire ; mais ici il n'est plus nécessaire d'invoquer le spasme de la glotte pour expliquer la suffocation. Car que se passe-t-il? Ou bien on est obligé d'intervenir rapidement, presque aussitôt la canule enlevée, il faut la remettre ; ou bien on peut attendre un certain temps avant qu'une intervention soit nécessaire. Dans ce cas, la plaie se rétrécit rapidement, les végétations existantes sont attirées en arrière vers la trachée par les efforts inspiratoires, leur mouvement de va-et-vient dans la plaie se supprime, elles vont venir flotter dans la trachée, et, selon qu'elles seront plus ou moins volumineuses, elles rétréciront d'autant la lumière trachéale ; de plus le tirage diminue encore le calibre de la trachée en aplatissant sa paroi antérieure. Toutes ces causes réunies, aplatissement de la trachée par le tirage,

rétrécissement de la plaie cutanée, présence de végétations dans l'intérieur du conduit aérien, suffisent pour
empêcher l'apport d'une quantité d'air nécessaire à la
respiration, surtout chez un jeune enfant, à trachée
petite dont les parois molles se laissent facilement déprimer sans qu'on ait besoin, pour expliquer l'asphyxie,
d'avoir recours au spasme glottique, que peut-être on
fait trop souvent intervenir dans les cas de ce genre.

Il en sera de même si la plaie est complétement fermée : dans les premiers jours qui suivent la cicatrisation, il peut n'y avoir aucun symptôme particulier, mais,
pour une cause ou pour une autre, de la gêne respiratoire ne tardera pas à se produire ; peu considérable au
début, elle augmentera peu à peu, car il est fort probable que les polypes, augmentant eux-mêmes de volume sous l'influence du tirage et de la gêne circulatoire
de la région qui en est la conséquence, rétréciront de
plus en plus la lumière trachéale et, par suite, augmen-
teront la difficulté de la respiration. Mais ces végétations acquièrent-elles réellement dans ces circonstances
un volume plus considérable? C'est ce que nous allons
examiner.

« La structure de ces végétations, dit M. Sanné, n'au-
torise pas à penser que les impressions morales provoquent l'accès en développant la tumeur par le fait d'une
turgescence vasculaire rapide ; elles ne sont pas de nature
érectile, le spasme glottique est la seule hypothèse
valable (1). »

Mais, sans être de nature érectile, ces végétations,

(1) Sanné, Traité de la diphthérie.

comme nous l'avons vu, n'en sont pas moins très-vascu-
laires, aussi ne sommes-nous pas complétement de l'avis
de M. Sanné. Elles présentent, en effet, la structure des
bourgeons charnus; un bourgeon charnu peut devenir
turgescent sous l'influence de troubles circulatoires survenant dans la région qu'il occupe. Une plaie bourgeonnante d'ulcère variqueux prend un aspect livide, devient
saillante pendant la marche; si le malade se repose, la
plaie, qu'elle soit comprimée ou non, perd sa lividité,
reprend sa coloration rosée, les bourgeons deviennent
moins exubérants. Nous croyons qu'il en est de même
pour les bourgeons charnus dont nous nous occupons;
que la gêne respiratoire soit peu accentuée au moment
où la canule est enlevée, elle détermine cependant un
certain degré de tirage, la plaie se déprime et les bourgeons charnus, s'ils sont pédiculés ou sessiles mais siégeant sur les bords mêmes de la plaie trachéale, vont
faire saillie dans l'intérieur de la trachée; à mesure que
le tirage augmentera, la trachée s'aplatira de plus en
plus; des signes de troubles circulatoires se manifeste-
ront à la face, qui prendra une teinte asphyxique; dans
toute la région cervicale, les veines deviendront sail-
lantes, les petits vaisseaux des végétations participeront
à ces phénomènes de stase sanguine, se congestionne-
ront et, par suite, augmentant le volume de ces polypes,
diminueront d'autant le calibre de la trachée; et il est
d'autant plus probable qu'il en doit être ainsi, que nous
avons vu, en étudiant la structure de ces bourgeons
charnus, qu'il existait dans leur intérieur des foyers
hémorrhagiques dus à de petites ruptures vasculaires,

Carrié.   3 qui très-vraisemblablement ont eu lieu au moment des accidents asphyxiques et du tirage (obs. II).

En résumé, ces bourgeons charnus peuvent augmenter de volume sous l'influence de la stase sanguine; toutefois, à eux seuls, ils ne semblent pas pouvoir oblitérer complétement le calibre de la trachée.

SYMPTOMES

Les symptômes résultant de l'existence des bourgeons charnus dont nous nous occupons doivent être examinés dans deux circonstances différentes : ou bien la plaie trachéo-cutanée est encore ouverte ou incomplétement fermée, ou bien la cicatrisation a été obtenue. Dans le premier cas leur présence entraîne des menaces de suffocation chaque fois qu'il y a tentative d'ablation de la canule et s'oppose souvent pendant très-longtemps à son enlèvement définitif; dans le second, la plaie a pu se cicatriser, un temps plus ou moins long s'est écoulé depuis la cicatrisation complète, rien de particulier ne s'est manifesté, quand un accès de suffocation survient presque tout à coup et peut-être le premier symptôme de l'existence d'un polype intra-trachéal. — Mais généralement, il n'en est pas ainsi, il existe des symptômes plus ou moins marqués de gêne respiratoire ayant débuté peu de temps après la fermeture complète de la plaie cutanée, jusqu'à ce qu'un grand accès de suffocation vienne mettre de nouveau l'existence du malade en péril.

Plaie ouverte. — Les bourgeons charnus, s'ils siégent dans une portion de la plaie accessible à la vue, se présentent sous la forme de petites granulations rosées, mollasses, de grosseur et de nombre variables ; s'ils ont pris un plus grand développement, ils apparaissent mobiles, alternativement refoulés ou attirés par les mouvements respiratoires, sous la forme d'une languette charnue plus ou moins volumineuse (obs. IV, V). On les voit dans certaines circonstances paraître émerger de la muqueuse trachéale à travers l'orifice de la plaie (obs. VIII). D'autres fois leur présence n'est constatée qu'au moyen du dilatateur introduit et ouvert dans la plaie où ils viennent alors faire saillie entre les mors de l'instrument ; mais il peut arriver aussi, que loin de faire reconnaître leur présence, l'emploi du dilatateur les fasse disparaître au contraire, en les comprimant au moment où on écarte ses branches.

Le moment de l'apparition de ces bourgeons charnus est très-variable ; nous ne parlons pas de ceux qui existent superficiellement, car ils ont peu d'importance s'il n'en existe pas profondément, mais de ceux qui proviennent des bords de la trachée et qui sont un obstacle à l'enlèvement de la canule ; leur développement est quelquefois très-précoce, comme on peut le voir dans l'observation II. Au neuvième jour après l'opération, il existait déjà trois bourgeons charnus, dont deux pédiculés, l'autre sessile, qui s'opposaient à l'enlèvement de la canule et dont l'expulsion fut suivie d'une guérison rapide.

Quand ils existent dans la plaie, ils sont remarquables par leur tendance à se reproduire malgré l'arrachement, les cautérisations, repullulant sur place, obligeant le malade à garder sa canule pendant des semaines, des mois et des années; d'autres fois au contraire, expulsés spontanément dans un effort de toux, après avoir été coupés par le bec de la canule au moment de sa réintroduction; ils ne se reproduisent plus, sans que cependant il y ait eu cautérisation de leur point d'implantation (obs. II); il n'en est malheureusement pas toujours ainsi.

Souvent l'enfant ne peut rester que quelques instants privé de sa canule; il survient bientôt de la toux, du tirage, des menaces d'asphyxie. Dans certains cas, il peut attendre quelques heures, quand sous une influence quelconque, les signes de suffocation réapparaissent; il semblerait qu'il faut un certain temps à la tumeur intra-trachéale pour reprendre un développement susceptible d'amener de la gêne respiratoire, après avoir été comprimée par la canule; le Dr Delore, dans son mémoire (1), a signalé le premier cet effet de la compression canulaire sur ces polypes : « Dès que ces bourgeons charnus n'étaient plus comprimés par la canule, ils se gonflaient, végétaient dans l'intérieur de la trachée, diminuaient le calibre du tube aérien et rendaient l'inspiration pénible. »

Dans d'autres circonstances, au milieu des accidents de suffocation les plus violents, la simple présence des branches du dilatateur entre les lèvres de la plaie trachéale rend la respiration facile, comme s'il n'y avait qu'à comprimer un corps mobile dans l'intérieur de la trachée (obs. VIII) pour faire cesser toute menace d'as-

(1) Gaz. méd. de Lyon, 1863.

phyxie ; il en est de même avec les canules perforées sur leur convexité et dont on bouche l'orifice externe ; l'enfant respire bien avec une canule ainsi disposée, le larynx est donc libre ; dès qu'on vient à l'enlever, il étouffe ; il existe donc un obstacle à la respiration siégeant dans la trachée et qui est annulé par la canule.

Pour calmer tous les accidents asphyxiques dans les cas de ce genre, il n'est pas utile de se servir d'une canule d'un gros calibre ; l'observation suivante en est une preuve évidente.

« L'an dernier, je vis un jeune garçon de 13 ans, opéré depuis six ans et auquel on ne peut enlever la canule sans qu'il en résulte des accès de suffocation. Cependant la canule ne sert à rien pour le passage de l'air. Elle est extrêmement petite et serait tout au plus celle d'un enfant d'un an. C'est la plus petite de nos canules. Elle est fermée par un bouchon de liège. L'enfant respire par la bouche, il parle clairement et distinctement, enfin il suit les cours du collège où il récite ses leçons à haute voix, où il court et joue comme ses camarades. Cette canule n'est qu'un corps étranger mis dans la trachée, servant par sa courbure à déprimer quelque chose qui, sans cette compression, se relève et gène le passage de l'air moins que la canule elle-même.

Avec cette petite canule, qui est du volume d'une plume d'oie et bouchée pour fermer l'accès de l'air, l'enfant vit et parle régulièrement. Il est vrai qu'elle laisse autour d'elle, dans la trachée d'un enfant de 13 ans, une large place à la colonne d'air inspiré. Sans elle, il étouffe et pourrait mourir. Quatre fois on a essayé de l'ôter et l'on a dû y renoncer.

J'ai recherché par l'ouverture de la plaie à sentir un corps étranger, sans y réussir et j'ai dû remettre promptement la canule. Il est probable qu'il y a là cependant une végétation pédiculée qui flotte quand rien ne la déprime, et chose curieuse, la trachée supporte mieux une toute petite canule fermée qui ne gêne ni la respiration, ni la parole, qu'elle ne tolère cette végétation flottante. » Bouchut (1).

Plaie fermée. — Quand la plaie est complétement cicatrisée et qu'il existe des bourgeons charnus intra-trachéaux, les accidents peuvent être nuls dans certains cas, rapidement mortels dans d'autres ; en disant que les accidents peuvent être nuls, nous voulons dire simplement que jusqu'au jour où le malade ayant succombé pour une autre affection et où on a reconnu leur présence dans la trachée, rien n'était venu révéler leur existence.

Nous n'avons eu connaissance que d'une seule observation de ce genre rapportée par le Dr Bouchut (2). Il s'agit d'une enfant ayant succombé dans son service et qui avait été guérie six semaines auparavant du croup par la trachéotomie ; à l'autopsie, on trouva, à la partie inférieure de la cicatrice de la plaie trachéale, une végétation conjonctive, mollasse, pédiculée, rose, du volume d'un grain de chènevis. Les parois du larynx et les cordes vocales étaient saines.

Aucun phénomène particulier du côté du larynx

(1) Gaz. des hôpitaux, 1874.
(2) Idem.

n'avait été observé depuis la guérison du croup. Mais si cette végétation n'a pas donné lieu à de la suffocation, il n'en est pas moins vrai qu'il est très-probable que plus tard, après avoir augmenté de volume, sa présence aurait pu se révéler soudainement par des accidents fort graves.

Les grands accès de suffocation sont généralement précédés de symptômes moins graves du côté de la respiration, qui est précipitée, gênée, sifflante (obs. VI); il peut y avoir menace d'asphyxie à la moindre contrariété de l'enfant, puis tout se calme, pour revenir bientôt. La voix reste claire (obs. VI), la toux peut faire complétement défaut. La respiration peut ne subir aucune altération et cet état de calme dure quelquefois un mois après la fermeture de la plaie, jusqu'à l'apparition d'un nouveau symptôme, qui tarde généralement moins long-temps à se produire. Je veux parler du cornage; ce dernier symptôme apparaît le plus souvent la nuit, pendant le sommeil de l'enfant, d'abord faible, puis augmentant peu à peu d'intensité; à ce moment, il existe un contraste frappant entre la respiration diurne et la respiration nocturne; dans la journée, l'enfant s'amuse, parle, respire tranquillement, tout en étant un peu gêné; la nuit, le cornage apparaît très-accentuée. Quelque temps après, se joignent au cornage, des réveils en sursaut, de véritables accès de suffocation; de plus, le cornage n'existe plus seulement la nuit, on le constate aussi pendant le jour (obs. I, III).

Le premier accès de suffocation peut être mortel (obs. III). — La dyspnée, après un accès violent, disparaît quelquefois; la respiration redevient calme pendant quelques jours, jusqu'au moment où un nouvel accès,

survenant brusquement, emportera le malade (obs. I), à
moins qu'on ne puisse intervenir assez rapidement pour
empêcher la terminaison fatale (obs. VI).

DIAGNOSTIC.

Le diagnostic des bourgeons charnus extra-trachéaux
siégeant dans le trajet de la plaie est facile, mais il n'en
est pas de même quand ils siégent sur les bords de l'incision trachéale, qu'ils se dirigent en arrière, vers la
trachée; si on les voit flotter dans la plaie, rien de plus
facile encore; mais si on ne les aperçoit pas, il est quelquefois fort difficile de savoir quelle est la cause qui
empêche l'ablation de la canule; est-ce une cause trachéale ou une cause laryngienne? Existe-il un obstacle
matériel au rétablissement de la respiration ou, au contraire, le spasme de la glotte est-il seul en cause?

Il n'est pas douteux que chez des enfants impression-
nables, les premières tentatives d'enlèvement de la canule, quelques jours après la trachéotomie, quand le
larynx est redevenu perméable, ne réussissent pas, que
la suffocation survient rapidement; il n'est pas douteux
non plus qu'il y a des malades qui ne peuvent se passer
de leur canule et qui, succombant à une affection inter-
currente, ne présentent aucune lésion laryngienne ou
trachéale (1); mais ces cas sont fort rares, avec de la
patience, des subterfuges au moment du changement de
canule, on se rend généralement maître des accidents

(1) Sanné, Traité de la diphthérie, p. 627.

et on parvient à faire respirer son malade par les voies naturelles. La chose, il est vrai, n'est pas toujours très-aisée et demande des tentatives répétées; mais tout en faisant la part de l'impression morale chez quelques enfants, la nécessité de maintenir l'orifice trachéal ouvert n'a pas constamment des motifs aussi innocents.

Je suis convaincu, pour mon compte, dit M. Krishaber, qu'il s'agit bien dûment d'obstacles matériels à la respiration lorsque la canule ne peut être enlevée après une tentative sérieusement faite (1).

Nous ne saurions être aussi affirmatif, nous croyons que les tentatives doivent être souvent répétées pour être couronnées de succès, même quand il s'agit d'un simple spasme de la glotte.

Dans l'impossibilité d'ôter la canule du cou d'un enfant trachéotomisé, avant de se rejeter sur le spasme glottique comme seul obstacle au rétablissement de la respiration naturelle, il est de première nécessité de savoir s'il n'existe aucun obstacle matériel dans le larynx ou dans la trachée. L'emploi d'une canule perforée sur sa convexité éclairera le diagnostic.

« Si, en effet, sur un enfant ou sur un adulte trachéotomisé et muni de la canule à trois orifices, laryngé, antérieur et trachéal, la respiration a lieu librement, l'orifice antérieur étant bouché, et si, la canule enlevée, il se produit chez le malade de la dyspnée, on doit nécessairement conclure à un obstacle trachéal et non laryngé qui, déprimé par la canule en place, laisse à l'air un libre accès et lui fait, au contraire, obstacle dès qu'il a repris sa position.

(1) Annales des maladies des oreilles et du larynx, n° 1, 1877.

Si, au contraire, l'orifice antérieur étant bouché, la respiration ne peut s'établir par les orifices trachéal et laryngé, l'obstacle siége évidemment dans le larynx. » (1)

Une fois que l'on n'aura plus de doute sur le siége de l'obstacle, il faudra en déterminer la nature, ce qui sera fort difficile quelquefois; existe-t-il un simple rétrécissement ou des bourgeons végétants vers l'intérieur de la trachée?

Si la plaie tégumentaire n'est pas bourgeonnante, si l'examen du fond de la plaie, ses bords étant écartés par les branches du dilatateur, ne laisse rien apercevoir pendant les mouvements respiratoires, on pourra croire à un rétrécissement, surtout si l'opération primitive a été laborieuse, si plusieurs incisions ont été faites, si l'introduction de la canule a été pénible et a nécessité des tâtonnements répétés. Mais la certitude ne sera pas absolue; toutefois nous pouvons dire de suite qu'il est utile de tâcher de bien reconnaître la nature d'une saillie entre les lèvres de la plaie, de ne tâcher de l'arracher qu'une fois qu'on se sera bien assuré de son caractère de mobilité, car nous avons vu qu'une saillie de la muqueuse de la paroi postérieure a été prise pour un bourgeon charnu, que des tentatives d'extraction avaient été faites et que l'enfant avait succombé dans un accès de suffocation.

Toutefois, de ce qu'on n'aperçoit rien au fond de la plaie, il ne faut pas se hâter d'en conclure qu'on n'est pas en présence d'un obstacle à l'enlèvement de la canule causé par des végétations polypiformes.

(1) Bulletins de la Société de chirurgie, 1874, p. 111.

L'exploration instrumentale permettra seule de lever tous les doutes. Nous avons parlé plus haut d'une malade de M. Krishaber, qui gardait sa canule depuis deux ans, chez laquelle il reconnut, au moyen du laryngoscope, des bourgeons charnus des bords de l'incision trachéale; il les excisa par les voies naturelles, cautérisa leurs points d'implantation, et la malade guérit au bout de deux mois, c'est-à-dire put se débarrasser de sa canule et respirer normalement. Ce fut un très-beau succès. Mais cette malade était une femme adulte; serait-il possible chez les enfants dans ces conditions et surtout chez des enfants très-jeunes de retirer des notions utiles de l'emploi du laryngoscope? Nous n'oserions nous prononcer; il faut avoir une grande habitude du maniement de cet instrument pour s'en servir avec fruit chez de jeunes enfants et, à plus forte raison, chez des enfants trachéotomisés, qui, privés de leur canule, sont sous le coup d'une menace d'asphyxie. Peut-être pourrait-on s'en servir avec moins de crainte en introduisant préalablement dans le cou de l'enfant une canule du modèle Laborde excessivement courte, maintenant écartés les bords de la plaie, ne dépassant pas par sa longueur l'épaisseur des tissus prétrachéaux ou ne dépassant que faiblement le pourtour de l'orifice trachéal; cette canule serait fixée le plus solidement possible comme une canule ordinaire, donnerait plus de facilité pour explorer les cavités laryngienne et trachéale et reconnaître la véritable cause des accidents sans qu'on ait à craindre la suffocation: car une pareille canule livrerait passage à une quantité d'air suffisante, empêcherait la plaie de se resserrer et, ne pénétrant pas dans l'intérieur de la trachée, ne serait pas, comme une canule ordinaire, un obstacle à l'exploration laryngoscopique des bords de la plaie trachéale et à la connaissance des lésions qui pourraient exister à ce niveau.

Quand la plaie est complétement cicatrisée et que des accidents dyspnéiques surviennent, le diagnostic est très-difficile ; passagers, peu intenses, survenant à la suite d'une émotion morale quelconque, il se peut que ce ne soit que du spasme de la glotte ; mais si de la gêne respiratoire existe d'une manière presque continue, s'il survient du tirage, de petits accès de suffocation, du cornage pendant la nuit, puis pendant le jour, qu'un certain temps se soit écoulé depuis l'opération, il est fort probable qu'on est en présence d'un bourgeonnement dans l'intérieur de la trachée ; mais on ne peut l'affirmer ; tout au plus l'existence de bourgeons charnus dans la plaie avant sa cicatrisation serait-il une présomption en faveur d'un rétrécissement trachéal par polypes (obs. VI). Quoi qu'il en soit, l'indication est la même dès qu'il survient de la gêne respiratoire chez un enfant trachéotomisé et que la plaie est fermée depuis quelques jours, que la gêne respiratoire va en augmentant peu à peu, nous croyons qu'il ne faut pas hésiter à ouvrir de nouveau la trachée, sous peine de voir l'enfant succomber au premier accès de suffocation.

TRAITEMENT.

Nous venons de voir ce qu'il y avait à faire dans les cas où les symptômes d'asphyxie se déclaraient après la

cicatrisation complète de la plaie opératoire. Quand la
plaie n'est pas fermée et que l'on a reconnu que c'était
bien aux bourgeons charnus existant superficiellement
ou profondément dans son trajet qu'était due l'impossibilité d'enlever la canule, c'est à leur destruction qu'il
faut avoir recours et les soins doivent surtout porter à
empêcher leur reproduction. Mais nous croyons qu'il ne
serait pas inutile pour les empêcher de se produire, de
cautériser les bords de la plaie dès les premiers jours
qui suivent l'opération d'après la règle que posait dans
un autre but io D\u02b3 Millard (1). « Quel que soit l'état de
la plaie, elle doit être cautérisée avec la pierre infernale
pendant les trois ou quatre premiers jours. »

Si on ne peut empêcher leur production, c'est à leur
excision qu'on doit s'adresser, suivie de la cautérisation
de leur surface d'implantation. Quand ils sont accessibles
facilement, de simples pinces ordinaires suffisent; quand
ils sont situés profondément, le D\u02b3 Sanné employait des
pinces à mors élargis, arrondis et creusés en forme de
cuiller, tranchants sur leurs bords. Lorsqu'ils font saillie
dans la trachée, qu'ils sont implantés sur les bords
mêmes de l'incision trachéale, le raclage de ses bords
avec une curette peut n'être pas inutile. Les caustiques
employés sont le nitrate d'argent (Sanné, Delore), l'acide
chromique (Sanné), le sulfate de fer.

Il faut donner la préférence aux caustiques solides
pour éviter qu'il n'en tombe quelques gouttes dans la
trachée. M. Sanné recommande de toucher la plaie avec
une solution de chlorure de sodium après avoir passé le

(1) Thèse de Paris, 1858.

crayon de nitrate d'argent. Les cautérisations devront
être fréquentes, les arrachements répétés, ce n'est souvent qu'après plusieurs semaines et quelquefois plusieurs
mois que ces bourgeons ne se reproduiront plus, qu'on
pourra retirer définitivement la canule et laisser l'enfant
respirer par les voies naturelles.

OBSERVATIONS

Obs. I. — Mort subite chez un enfant opéré de la trachéotomie depuis
trois mois ; autopsie ; végétations de la trachée ; par le Dr Krishaber.
Union médicale, 1874, no 24.

Un enfant de 32 mois, d'une santé parfaite depuis sa naissance,
fut pris dans les premiers jours de septembre de l'année dernière
d'une toux rauque qui persista sans donner lieu à de grands accès.
La respiration était normale. Trois semaines après l'enfant eut de
la fièvre, la toux prit le caractère croupal ; il survint de la gêne
respiratoire, presque de la dyspnée ; le père qui est médecin donna
un vomitif. L'enfant se calma.

Le lendemain, l'enfant respirait normalement : mais le soir du
même jour, M. Krishaber appelé auprès du petit malade constatait
que les inspirations devenaient de plus en plus difficiles, qu'elles
étaient dures et bruyantes. On supposa une inflammation croupale :
MM. Peter et de St-Germain appelés en consultation partagèrent
l'avis de M. Krishaber sur l'opportunité de la trachéotomie. Cette
opération fut pratiquée, séance tenante. Elle amena un soulagement immédiat : on ne constata pas de fausses membranes.

L'enfant ne pouvait respirer sans sa canule ; il fut décidé que
l'on adopterait la canule de Broca. Deux jours après, sur les in-
stances du père du petit malade, la canule fut enlevée et la plaie
abandonnée à la cicatrisation.

La nuit suivante l'enfant est réveillé par un violent accès de
toux. La voix reste toujours intacte. La respiration est tantôt libre,
tantôt complétement interceptée.

Au trente-septième jour de l'opération, dix-septième de l'enlèvement de la canule, l'enfant est réveillé par un accès de suffo-

cation. A partir de ce moment toutes les fois que l'enfant s'endort il est pris de cornage.

Le 22 décembre, MM. Krishaber et Peter voient le petit malade. L'enfant est gai, et joue avec beaucoup d'entrain, mais il a du cornage à un très-haut degré d'intensité. La voix est sonore, M. Krishaber engage la mère à déshabiller l'enfant pour voir les mouvements du thorax ; c'est alors que l'enfant prend peur, se débat violemment ; tout à coup on le voit s'affaisser, il était mort. Aucun soin ne put le rappeler à la vie.

L'examen nécroscopique qui put être fait, fit découvrir la présence d'une végétation polypiforme dans la trachée. Cette végétation est du volume d'un pois et n'obture pas complétement la lumière du tube trachéal. Elle est située au niveau du troisième ou quatrième anneau en avant et un peu à gauche au point où a porté la section dans l'opération de la trachéotomie. Elle est arrondie et pourvue d'un pédicule très-court. Le larynx est exempt de toute lésion.

OBS. II. — Angine diphthéritique et croup. — Trachéotomie. — Végétations polypiformes de la trachée. — Impossibilité d'enlever la canule. — Expulsion spontanée de ces végétations. — Guérison rapide (Observation personnelle).

Le jeune Chapuis (Léon), âgé de 6 ans, entre dans la soirée du 20 septembre 1877, à l'hôpital Ste-Eugénie, salle St-Benjamin, nº 24, service de M. le Dr Bergeron. Cet enfant est atteint d'une angine diphthéritique contractée dans un foyer d'infection : sa sœur, âgée de 10 ans, est actuellement dans le service en convalescence d'une angine de même nature. Au moment de l'entrée, on constate que le fond de la gorge est tapissé de fausses membranes, qu'il existe un certain degré d'engorgement des ganglions sous-maxillaires, mai peu notable. La toux est rauque, la voix est éteinte, la dépression sus-sternale et le tirage abdominal sont assez marqués. Dans le courant de la nuit des accès de suffocation surviennent, répétés mais peu intenses : vers huit heures du matin, après un accès violent de suffocation, la gêne devient plus considérable, continue, le tirage cervico-abdominal s'accuse de plus en plus ; à peine si on entend un peu de murmure vésiculaire à gauche ; apnée complète à droite. La trachéotomie est pratiquée quelques instants après ; l'opération est un peu laborieuse, l'enfant est très-agité, l'introduction de la canule est difficile, il en résulte une hémorrhagie abondante qui cesse dès que la canule est introduite. L'enfant rejette aussitôt des lambeaux de fausses membranes, le soulagement est immédiat.

Les jours suivants un peu de fièvre le soir. Le troisième jour la température s'élève à 40° ; rien dans la poitrine qui explique cette hyperthermie : la respiration est pure ; l'ampleur est aussi complète à droite qu'à gauche. Pas d'albumine dans l'urine. La plaie a bon aspect.

A partir du deuxième jour, tentatives d'ablation de la canule ; mais à peine a-t-on le temps de laver la plaie. Dès que la canule est enlevée, l'enfant est pris d'une toux quinteuse, violente, qui amène le rejet de lambeaux pseudo-membraneux ; le tirage cervical apparaît, la plaie saigne, et une fois la canule remise en place, des mucosités sanguinolentes sont expectorées.

Jusqu'au 2 octobre, c'est-à-dire pendant neuf jours, les mêmes phénomènes se reproduisent 4 ou 5 minutes après l'ablation de la canule. Le larynx est cependant perméable, la voix commence à revenir. Jusqu'à présent la réintroduction de la canule se faisait facilement, aujourd'hui il y a un peu de difficulté.

3 octobre. L'enfant qui appréhende beaucoup le moment de l'ablation de la canule, s'agite dès qu'on s'approche de lui ; il faut le faire tenir pour pouvoir la lui enlever. Une fois la canule retirée, il reste calme pendant quelques minutes ; puis la toux quinteuse survient comme les jours précédents ainsi que le tirage ; la face se couvre de sueur et se cyanose.

Nous essayons alors de remettre la canule ; cette fois la réintroduction est fort difficile. Nous arrivons bien, il est vrai, à l'orifice de la plaie trachéale, l'air sort par le pavillon de la canule, mêlé à des mucosités sanguinolentes, l'anxiété et le tirage cessent. Après plusieurs tentatives infructueuses, nous introduisons le dilatateur : au fond de la plaie existe un petit corps flottant dont la nature est difficile à préciser. La canule mise sur le dilatateur pénètre un peu dans la trachée. L'enfant tousse aussitôt avec force et lance sur le lit voisin un petit lambeau membraniforme, allongé, blanchâtre, assez résistant.

Ce petit lambeau, d'une longueur d'un centimètre et demi, semble être formé par du tissu cicatriciel ; il porte à ses deux extrémités deux bourgeons charnus, du volume d'un gros grain de

chènevis. L'un de ces petits bourgeons est sessile, adhérent par
une de ses faces à une des extrémités du lambeau, tandis que
l'autre siégeant à l'extrémité opposée est flottant, pourvu d'un
petit pédicule excessivement mince et d'une longueur d'un millimètre.

4 octobre. Même agitation de l'enfant ; un peu moins de difficulté pour remettre la canule, au bout de dix minutes. Cette fois
rejet d'un débris de fausse membrane.

5 octobre. Ablation de la canule. L'enfant reste calme, cependant sa figure exprime l'anxiété ; son visage est perlé de sueur,
mais sans cyanose ; pas de toux quinteuse. Au bout de trois quarts
d'heure, le tirage et l'agitation reparaissent ; la plaie étant mise en
pleine lumière, on n'aperçoit que l'incision trachéale, rien ne vient
faire saillie à l'orifice pendant les mouvements respiratoires. La
canule est remise en place, l'enfant tousse aussitôt et rejette un
bourgeon charnu, sphérique, un peu plus gros que les bourgeons
précédemment rendus. Pendant trois jours on ne touche pas à la
canule.

Le 9 octobre, la canule est enlevée à la visite du matin : cette
fois l'enfant est calme, reste assis sur son lit complétement immo-
bile. La respiration est calme, un peu bruyante par moment, mais
aucune quinte de toux ne se produit. Une heure après l'enfant est
complétement rassuré ; joue sur son lit, parle, respire librement ;
dans le courant de la journée un peu de toux survint, mais qui se
calma facilement ; pas de signe de tirage.

L'enfant passe la nuit sans canule, la plaie est complétement
fermée le lendemain, et depuis deux jours le tirage n'a pas reparu
bien qu'il persiste encore un peu de toux.

Cet enfant est atteint d'une pleurésie droite quelques jours
après, qui du reste guérit rapidement, et ne quitte l'hôpital qu'au
bout d'un mois sans qu'aucun accident soit survenu du côté du
larynx et de la trachée.

OBS. III. — Mort subite plusieurs mois après la trachéotomie par le
docteur Calvet (de Castres), Gaz. des hop., 1874, n° 49.

Le 27 février 1869, je pratiquai la trachéotomie sur une petite
fille de 8 ans, qui avait joui jusque-là d'une parfaite santé. Il s'a-
gissait d'un cas de croup arrivé à la période asphyxique. L'opé-

Carrié.   4

ration fut rapidement exécutée sans l'emploi du dilatateur que je considère comme inutile, et que j'ai toujours supprimé dans trente-deux opérations que j'ai pratiquées sans accidents en introduisant la canule sitôt que la trachée est ouverte.

Après de nombreuses péripéties, et de grandes craintes pour la vie de l'enfant qui expulsa plusieurs jours de suite des débris de fausses membranes, je pus enlever la canule le huitième jour de l'opération ; l'enfant respirait bien par la bouche. Six jours après la plaie du cou était recouverte d'une croûte qui empêchait l'air de passer ; la voix étant cependant encore éteinte. Quelques jours après, tout était rentré dans l'ordre, l'enfant reprenait ses jeux, et revenait à l'école. Un mois environ après la guérison complète, la petite fille fut prise pendant son sommeil d'un ronflement qui fit des progrès quotidiens et devint tellement fort que les personnes qui couchaient à côté de l'appartement occupé par l'enfant en étaient incommodées. Je voulus à diverses reprises la voir dormir, pensant que la mère exagérait l'état de sa fille. Je fus étonné et épouvanté, ne pouvant m'expliquer cet état que par la production de quelque excroissance dans la trachée, soit au niveau de la cicatrice, soit dans une autre portion de son étendue. Peu à peu la respiration, qui était restée libre dans le jour, devint difficile : elle finit par devenir sifflante. L'état général ne paraissait pas se ressentir de cette gêne ; le pouls ne présentait pas plus de fréquence. Toutefois du malaise et des sueurs se manifestèrent vers la fin pendant le sommeil ; puis une nuit, vers deux heures du matin, sans que rien pût faire prévoir ce qui allait survenir, l'enfant s'éveilla en sursaut, appela son père en se levant sur son lit comme très-effrayée, elle retomba morte sur sa couche. J'arrivai quelques instants après, et je ne pus que constater cette triste terminaison : malgré mon désir, je ne pus pratiquer l'autopsie.

Obs. IV. — Croup. — Trachéotomie. — Etouffements provoqués par l'ablation momentanée de la canule. — Guérison après 27 mois, par le Dr Rouzier Joly de Clermont (Hérault), Gaz. des hôp., 1867, n° 75. (Résumé).

Enfant de 3 ans. Angine diphthéritique, puis diphthérie laryngienne. Constatation des fausses membranes tonsillaires le 5 jan-

vier 1864. Apparition des symptômes de croup le 8. Opération le
13 janvier à huit heures du soir. Expulsion de fausses membranes
au moment de l'ouverture de la trachée.

« Malgré l'emploi du dilatateur, l'introduction de la canule tar-
dait à se faire, l'enfant semblait sur le point d'expirer, mais grâce
à deux crochets mousses très-simples, faciles à introduire l'un près
de l'autre dans la plaie trachéale, et confiés à deux aides tirant en
sens inverse, l'ouverture de la trachée fut tenue largement béante
et l'opération se termina vite et heureusement. »

Tentatives répétées d'ablation de la canule.

« L'ouverture faite au cou ne pouvait se resserrer sans que des
menaces d'asphyxie survinssent, et il me devenait inutile d'employer aucun stratagème pour tromper la pensée de l'enfant. D'où
venait l'insuffisance de l'air arrivant par le larynx quand je sup-
primai la canule. Je regrette de n'avoir pu éclairer ce problème
d'une façon positive au moyen du laryngoscope. »

« J'écrivis à M. Delore, de Lyon. Ce savant chirurgien me répéta
ce qu'il avait écrit dans la Gazette de Lyon, à propos de cas analogues à celui de mon fils et me conseilla des cautérisations de la
plaie artificielle avec le nitrate d'argent. Je suivis cet avis d'autant
plus volontiers que j'avais observé dans la plaie trachéale comme
une languette charnue qui semblait descendre de la paroi antérieure de la trachée ou des parties formant parois. Après quelques
attouchements ce long bourgeon disparaissait, puis il croissait encore venant enfin faire soupape à l'ouverture artificielle ou flottant
dans la trachée selon le besoin de la respiration.

« C'est probablement à cause de ce bourgeon que les canules
du modèle Berard, ouvertes sur la courbure supérieure afin de
permettre à l'air d'aller directement de la trachée au larynx, n'ont
jamais pu me servir. Non-seulement avec leur emploi je n'ai pas
pu arriver à faire parler l'enfant en fermant l'embouchure de la
canule, mais il m'a fallu presque aussitôt enlever le bouchon pour
donner une quantité suffisante d'air aux poumons. »

Les cautérisations amenèrent une amélioration remarquable.
L'enfant fit dès lors sortir par la bouche des quantités plus
grandes d'air; l'enfant put parler en fermant l'ouverture de la
canule.

« Au mois de mars 1865, je n'avais pas cautérisé depuis long-
temps, et le long bourgeon dont j'ai fait plusieurs fois mention

était très-long et assez fort pour boucher l'ouverture du cou
chaque fois que j'enlevais la canule. Une nuit, l'enfant fut très-
agité : il ne voulut pas me permettre d'examiner son cou dont il
paraissait souffrir. Il ne portait que la courte canule externe du
modèle Labordie, réduite à 25 millimètres. Le lendemain la journée fut bonne, mais la nuit mauvaise : en examinant le cou je vis
que la canule était sortie de la plaie et que celle-ci était entière-
ment bouchée par le bourgeon charnu signalé. J'essayai l'introduction des plus faibles tubes, de sondes élastiques très-fines :
heureusement rien ne put pénétrer. La journée fut excellente
quoique l'enfant ne respirât que par le larynx. La nuit suivante fut
bien meilleure que les deux précédentes, et depuis la santé s'est
maintenue. »

Il est à supposer que rien de fâcheux ne survint, l'observation
n'est publiée que deux ans après la guérison.

Obs. V. — Trachéotomie pratiquée chez un enfant de 2 ans et demi
atteint de croup, long séjour de la canule. — Guérison. (Extrait d'un
mémoire du D᷉ Delore, lu à la Société de médecine de Lyon et publié
dans la Gazette médicale de Lyon, 1863.

Résumé. — Cl. Cobet, âgé de 2 ans 1/2, atteint d'angine diphthéritique et croup. — Au début vomitif, — alun, — perchlorure
de fer. Accès de suffocation répétés. Opération six jours après
le commencement des accidents par la méthode de Trousseau
(14 août).

La respiration de l'enfant devint de suite très-calme et très-
facile.

17, 20, 22 août. Tentatives infructueuses d'ablation de la
canule.

« Au commencement de septembre, l'expectoration est à peu
près complétement nulle. Le sommeil est très-calme, l'appétit
excellent, les forces reviennent et la maigreur diminue. Je fais
plusieurs tentatives inutiles pour enlever la canule, toujours les
progrès rapides de l'asphyxie m'obligent à la remettre en place.
Dès qu'elle est enlevée, l'expiration par le larynx se fait aisément,
mais l'inspiration est impossible; l'orifice de la plaie se rétrécit
considérablement, s'oblitère même; et malgré la présence du

corps thyroïde qui a été incisé dans toute son épaisseur, il se forme à ce niveau une dépression considérable à chaque effort d'inspiration. Je fais d'inutiles tentatives pour protéger le cou contre la pression atmosphérique par des plaques de plomb et de caoutchouc.

10 septembre. J'applique une canule qui a une perforation au niveau de la convexité de telle façon que le passage de l'air puisse se faire facilement dans la partie supérieure du conduit aérien, puis je place un bouchon qui ferme complétement l'orifice extérieur. Au bout d'un instant l'enfant s'habitue à respirer par la bouche, il se promène et joue dans la chambre.

Des bourgeons charnus assez volumineux se sont développés à la partie inférieure de la plaie.

Le 11. « Pendant douze heures la canule est restée bouchée et l'enfant a respiré par la bouche. La parole s'est exécutée sans difficulté. Cependant au bout de six heures les parents ont remarqué que la respiration devenait de plus en plus difficile, alors ils ont voulu replacer la canule interne et cela leur a été impossible. Je m'aperçus qu'un bourgeon charnu très-volumineux s'était engagé dans la partie supérieure de la fente de la canule et qu'il rétrécissait la trachée. Je fus obligé d'employer une certaine force pour retirer la canule, et alors ce bourgeon chanu fut coupé et expulsé au dehors. La respiration redevint immédiatement facile. Je recommande à la mère de ne jamais laisser plus de deux heures sans placer la canule interne, pour éviter la projection dans la trachée des bourgeons charnus qui provenaient *du corps thyroïde*. »

Tentatives d'ablation de la canule pendant le mois de septembre. « Le 29 septembre, j'enlève la canule dans la matinée. Immédiatement après l'enfant éprouve de la suffocation, mais on vient à bout de le distraire et la respiration se rétablit naturellement. Dans le courant de la journée les inspirations étaient un peu sibilantes. Le soir il s'endormit assez paisiblement à neuf heures. Le sommeil fut d'abord calme; mais au bout de deux heures un embarras se produisit au niveau de la plaie trachéale. L'enfant s'éveilla et un accès de suffocation épouvantable survint. Le docteur Letiévant, qui fut immédiatement appelé, appliqua les pinces dilatatrices de Trousseau, ne put remettre la canule, je fus obligé de faire un débridement à la trachée. »

Pas de tentatives d'ablation de la canule pendant le courant du mois d'octobre.

« L'enfant redevenant pâle et la suppuration fétide, le docteur Letiévant qui le soignait alors l'autorisa à sortir de temps en temps. Pendant une grande partie de la journée on fermait la canule avec l'embout et l'enfant pouvait parler, mais pendant la nuit on le faisait respirer au moyen de la canule interne. Un gros bourgeon charnu que j'avais excisé plusieurs fois repullulait constamment à la partie inférieure de la plaie. Il en sortait un pus de mauvaise nature et il y avait autour d'elle une rougeur érysipélateuse ; alors craignant des ulcérations de la trachée, je me décidais le 6 novembre à enlever de nouveau la canule. Comme précédemment l'enfant en supporta très-bien l'ablation durant toute la journée, mais à neuf heures 1/2 du soir, au moment où il venait de s'endormir, les parents me firent prévenir qu'il suffoquait déjà et que le sommeil devenait de plus en plus pénible. »

Accès de suffocation très-violent, trois ou quatre inspirations par minute [au moment de l'arrivée du docteur Delore. Réintroduction facile de la canule.

« Jusqu'ici j'avais attribué les accès de suffocation à l'accumulation de mucosités au niveau de la plaie trachéale. Je pensais que ces mucosités ne pouvaient être expectorées facilement à cause de leur adhérence et qu'alors un spasme était déterminé dans tous les muscles de la région. Mais la répétition si fréquente des accès de suffocation m'obligea à modifier mon opinion. Je fus obligé d'admettre que c'étaient des bourgeons charnus développés vers l'intérieur de la trachée qui rétrécissaient son calibre au niveau de l'incision. L'enfant faisait à certains moments des inspirations spasmodiques, et alors son cou s'aplatissait au niveau de l'incision. La trachée cédait sous l'effort de la pression atmosphérique, de telle sorte que la plaie et les parties molles voisines rentraient en arrière.

« Après avoir fait cette observation, je dus changer ma manière d'agir, je pratiquai tous les deux jours, pendant trois semaines, des cautérisations sérieuses avec le crayon de nitrate d'argent, soit pour détruire, soit pour modifier les bourgeons charnus qu'on apercevait dans la plaie ou qu'on soupçonnait plus profondément. Probablement il y avait aussi ulcération de la trachée et mortification de quelques parcelles de cartilage.

« Enfin le 27 novembre, ablation de la canule, le lendemain léger accès de suffocation; le 4 décembre, à peine si on entend un léger bruissement pendant l'inspiration. Aujourd'hui, 29 décembre, une petite cicatrice au cou est la seule trace qui reste [de la maladie et du traitement. »

Obs. VI. — Croup. — Végétations polypiformes trachéales : deux opérations de trachéotomie pratiquées à un mois de distance sur le même sujet : Guérison. (Par Claude Gigon, médecin des hôpitaux d'Angoulême. (Union médicale, 1862, n° 55.) (Résumé.)

Le jeune Vignon, âgé de 3 ans et demi, est un enfant très-fort, très-bien constitué, d'une santé habituellement bonne : il a été atteint à plusieurs reprises de broncho-laryngites aiguës fébriles, et chaque fois la toux a été forte, opiniâtre, rauque, imitant un peu la toux férine que l'on remarque au début du croup.

Le 10 juin 1860, cet enfant fut atteint d'une nouvelle maladie semblable aux premières; mêmes accidents laryngo-bronchiques avec alternatives d'exacerbation et d'amélioration jusqu'au 29 juin où une production pseudo-membraneuse apparaît sur chaque amygdale. Vomitif. Le lendemain les accidents ont augmenté : la toux est encore plus rauque et plus sourde; l'inspiration est sifflante, gênée, la face se congestionne, les lèvres sont violettes : la sensibilité existe quoique un peu obtuse ; les pupilles sont dilatées, les urines essayées avec l'acide azotique donnent un précipité abondant.

Dans le courant de la journée, les accidents asphyxiques augmentent et la trachéotomie est résolue.

« M. Bessette, chirurgien de l'hôpital d'Angoulême, pratique rapidement la section de la trachée de manière à diviser quatre cerceaux cartilagineux, puis la canule double et courbe est introduite ; au moment de l'ouverture de la trachée, il sort quelque débris évidents de fausses membranes ; l'opération est pratiquée avec une très-grande célérité, un sang noir et abondant s'écoule des veines thyroïdiennes divisées, et l'enfant est dans un tel état d'affaissement que, quoique la trachée soit largement ouverte, la respiration ne se rétablit pas, les muscles pectoraux restent immobiles, on croit l'enfant expiré : mon confrère aussitôt adapte sa bouche sur l'orifice de la canule et aspirant vivement, retire de la trachée et des bronches une grande quantité de mucosités et de sang, imprudence héroïque qui sauve la vie du malade. »

Malgré cette aspiration des matières contenues dans la trachée et les bronches, on fut obligé de pratiquer pendant fort longtemps la respiration artificielle soit avec la bouche, soit avec un soufflet de salon. La respiration ne se rétablit complétement que deux heures après.

Rejet de fausses membranes les jours suivants ; un peu d'air passe par le larynx vers le dixième jour ; paralysie légère du voile du palais.

« La canule est enlevée le 13 juillet (14e jour) et l'ouverture de la peau est fermée très-rapidement : cependant la cicatrisation complète n'a pas lieu de suite, et je remarque que la cicatrice extérieure végète assez fortement pour exiger plusieurs cautérisations avec le crayon de nitrate d'argent, et alors je me pose cette question : si la végétation des bourgeons charnus de la cicatrice trachéale intérieure avait lieu de cette façon, alors qu'on ne peut aucunement les réprimer, qu'arriverait-il ? »

« Nonobstant cette réflexion, l'état du petit malade s'améliore considérablement, vers la fin de juillet, la difficulté de parler due à un certain degré de paralysie du voile du palais avait presque complétement disparu, la respiration était naturelle : mais alors la mère me fit venir et me prévint que chaque fois que l'enfant est contrarié sa respiration était précipitée, chaque fois aussi elle devient gênée et très-sifflante, exactement comme s'il avait encore le croup ; puis lorsque le malade devient plus tranquille, la respiration se calme, redevient naturelle. Il y a peu d'instants, dit-elle, que ce phénomène a eu lieu, elle ajoute même que la nuit, en dormant, la respiration est gênée et bruyante. L'examen complet du malade donne un résultat négatif.

« Le 4 août étant allé voir cet enfant, je le prends malgré lui pour le mettre sur mes genoux, il en éprouve une contrariété, car depuis son opération je suis devenu pour lui l'objet d'une terreur profonde ; il veut crier, et alors je constate *de visu* et *de auditu* les accidents dont on m'a parlé plusieurs fois ; la respiration devient très-gênée, très-striduleuse, exactement comme dans le croup, la face devient violacée, l'asphyxie est imminente : l'enfant est rendu à sa mère, tous les accidents se calment peu à peu ; il est à remarquer que malgré cette gêne si considérable de la respiration, l'enfant n'a pas toussé ; il ne tousse pas non plus dans les accès journaliers observés par ses parents. »

Après avoir examiné quelle pouvait être la cause de ces accidents, le Dr Gigon, bien qu'il eût pensé à la possibilité de productions végétantes dans l'intérieur de la trachée, s'arrête à l'idée d'un léger état œdémateux du larynx.

L'enfant va bien du 4 au 12 août, pendant ces huit jours, il n'éprouve presque aucun accident, la respiration est parfaitement calme, et en l'écoutant aussi près que possible, le murmure respiratoire est doux et naturel.

Le 12 août, l'enfant venait de déjeuner avec appétit, il était gai, sa voix était forte et violente comme en santé parfaite ; en jouant avec son frère, celui-ci le fait tomber, l'enfant qui est capricieux et colère fait un effort violent pour crier, sa voix manque, la respiration s'arrête complétement ; l'enfant suffoque et tombe dans un état asphyxique dont on ne peut le ranimer.

« Nous nous décidons, quoique à regret, à ouvrir de nouveau la trachée. M. Bessette pratique la section du tube aérien un peu au-dessus et en dedans de la première cicatrice ; trois cerceaux sont divisés, et pendant qu'à l'aide du dilatateur, l'opérateur tient la trachée largement ouverte, nous apercevons, pendant un peu au-dessus de l'angle supérieur de la plaie trachéale, deux petits corps arrondis, mobiles, rougeâtres, gros comme de petits pois ; avec une pince fine, on les touche et les sépare, en tirant même on voit qu'ils sont implantés dans la cicatrice première et pédiculés. Ce premier fait constaté, nous nous disons mutuellement: voilà la cause de l'obstacle mécanique qui a déterminé les accidents : mais l'enfant est tellement mal que nous remettons au lendemain l'extirpation de ces corps. La canule double en argent est placée, nous insufflons de nouveau de l'air et presque immédiatement les mouvements respiratoires se rétablissent.

« Le lendemain matin, la canule étant enlevée, nous voyons parfaitement ces productions accidentelles dont nous avons parlé : mon collègue les saisit l'une après l'autre avec des pinces à dents de rat et les excise avec des ciseaux fins en ayant soin de tirer un peu pour allonger le pédicule : à la suite on pratique une cautérisation avec le nitrate d'argent sur l'origine d'implantation ; nous examinons ces productions qui ont beaucoup diminué depuis hier ;

elles sont aujourd'hui grosses comme des pepins de pomme, et en
ont à peu près la forme : elles sont dépourvues d'épidermes, rouges.
pleines, peu résistantes, en tout semblables à des végétations de
plaie suppurante non réprimées, et le point d'où elles émergent
est évidemment la partie supérieure de la première plaie trachéale ; nous les désignons sous le nom de végétations polypiformes cicatricielles. »

Trois jours après, ablation de la canule ; jamais l'enfant n'a rien
éprouvé du côté des voies respiratoires : l'observation n'a été
publiée que deux années plus tard.

Obs. VII. — Croup. — Trachéotomie. — Bourgeons charnus du fond
   de la plaie. — Impossibilité d'enlever la canule. (Par le Dr Sanné,
   dans Traité de la diphthérie, page 611.)

René B..., âgé de 3 ans, entre à l'hôpital Ste-Eugénie, salle St-
Benjamin, nº 14, pour un croup arrivé à sa troisième période. La
trachéotomie est pratiquée aussitôt ; l'incision trop étroite est
agrandie avec le bistouri ; il en résulte une hémorrhagie abondante. Le malade se remet cependant. Le médecin qui avait soigné
l'enfant avant son entrée à l'hôpital, vient le voir et affirme avoir
aperçu sur les amygdales des fausses membranes qu'il a cauté-
risées avec le nitrate d'argent. J'ajouterai pour bien établir la nature diphthéritique de la maladie que pendant les premiers jours
qui suivirent l'opération, des fragments de fausses membranes
furent rejetés par la plaie et par la canule. Plusieurs débris cartilagineux appartenant aux anneaux de la trachée et détachés sans
doute par le second coup de bistouri, furent expulsés aussi avec les
crachats.

Au bout d'un mois la canule ne pouvait être enlevée encore : on
aperçut des végétations volumineuses qui paraissaient venir de la
trachée et oblitéraient la plaie aussitôt que la canule était ôtée.
Ces productions avaient la ressemblance la plus complète avec de
gros bourgeons charnus. La cautérisation au nitrate d'argent
amena un soulagement momentané ; le malade pouvait rester deux
ou trois heures sans canule, puis les bourgeons reparaissaient et
la suffocation revenait. Tout faisait croire que le larynx était libre ;
car la voix était clair, l'air circulait librement, quand on fermait

la plaie avec le doigt, mais la suffocation reprenait bientôt. Alors il se produisait un tirage violent et des accès de toux pendant lesquels la tumeur était chassée dans la plaie des téguments avec assez de force pour qu'il fût possible de la saisir avec des pinces et de l'arracher. Quand la canule était en place, la respiration était toujours facile, même quand on fermait l'instrument avec la pulpe du doigt. Les végétations ne naissaient certainement pas des téguments, on les voyait émerger de la trachée, elles paraissaient implantées sur ses bords. Il semblait que la canule mise en place, les comprimât, ce qui expliquait pourquoi on ne les voyait pas dans les premiers moments qui suivaient son ablation, et pourquoi la respiration se faisait alors facilement, pour revenir gênée et même impossible lorsque, reprenant leur volume, elles faisaient saillie dans la trachée.

L'arrachement combiné avec la cautérisation par le nitrate d'argent et par l'acide chromique fut impuissant ; après chaque opération il y avait un répit de plusieurs jours, inévitablement suivi de rechute.

Au bout de sept mois, l'enfant quitta l'hôpital sans être guéri et ne pouvant se passer de sa canule.

La mère me l'amena dans mon cabinet, trois mois après sa sortie. L'état était le même, la plaie s'était considérablement rétrécie ; il devenait très-difficile d'introduire la canule, car, pendant le peu de temps qu'on la retirait, l'orifice se resserrait singulièrement ; il fallut recourir chaque fois à la canule dilatatrice de Bourdillat. Je recommençai le traitement par l'arrachement et la cautérisation combinés ; je fis construire une pince à mors en forme de cuiller, à bords tranchants, qui permettait de saisir facilement la tumeur et de la sectionner ; j'enlevai plusieurs fois des tumeurs du volume d'un gros pois, molles, friables, roses, en tout semblables aux bourgeons charnus. Ayant constaté que la respiration se faisait facilement quand on fermait la canule avec un bouchon, je fis obstruer la canule d'une manière permanente. En suivant ce système avec persistance, l'enfant arriva à rester quelques jours sans canule, mais celle-ci ne put jamais être enlevée définitivement.

J'ai le regret d'avoir perdu de vue cet intéressant malade, et d'être resté sans renseignements sur ce qu'il en advint.

Observations extraites du mémoire du Dr Revilliod (de Genève) Union médicale, 1877. — Obs. VIII.

Enfant de 3 ans, opéré le 18 novembre 1874. Vers le 10 décembre, une canule percée sur la convexité permet de constater que le larynx est libre : mais dès que la canule est enlevée, l'orifice se rétrécit, l'enfant tire et suffoque. La réintroduction de la canule provoque la toux et une pluie de mucosités sanguinolentes. Le 14 décembre, la cause de la gêne de la respiration m'est révélée ; en effet, pendant que je remets la canule, l'enfant rejette par la toux un bourgeon charnu, gros comme une lentille, qui avait été guillotiné par le bord tranchant da la canule. J'enlève de nouveau celle-ci et constate que l'inspiration est moins difficile : cependant après quelques minutes, le tirage recommence et nécessite la réintroduction de la canule ; mais, chose remarquable, la simple présence d'une pince courbe sur les lèvres de la trachée rend la respiration facile et normale, comme s'il n'y avait qu'à rabattre et à comprimer un corps mobile faisant soupape ; j'extirpe ce que je puis avec des pinces, puis je passe un crayon de nitrate d'argent et remets immédiatement la canule. Les mêmes phénomènes se reproduisent presque chaque jour, toutefois en diminuant jusqu'au 29 décembre, quarante et unième jour de l'opération, où je me hasarde à ne pas remettre la canule. Le tirage est modéré, sauf pendant les accès de colère qui, étant provoqués par ma seule présence, m'obligent à me dissimuler et à observer l'enfant depuis une chambre voisine. Le lendemain, respiration normale.

OBSERVATION IX

Enfant de 19 mois : opéré le 17 juin 1874 a présenté les mêmes symptômes que le précédent. Le 6 juillet, le larynx n'est pas encore libre, l'orifice de la plaie est très-serré sur la canule ; il se forme un bourrelet saillant qui se resserre aussitôt que la canule est enlevée : la suffocation est imminente : aussitôt la canule remise, la respiration est naturelle ; l'expectoration sanguinolente

contient des débris de bourgeons charnus. Nitrate d'argent, arrachement. La canule ne peut être enlevée que le quatre-vingt-troi-
sième jour après l'opération.

OBSERVATION X

Enfant de 26 mois, opéré le 8 juillet. Le 18 on essaye de laisser
l'enfant sans canule. La respiration est bonne, si l'enfant n'est
pas émotionné, mais le tirage commence au bout de quelques
heures, augmente et exige la canule dix heures après. Des tentatives, répétées à diverses reprises, ne furent pas plus heureuses.
Le 10 septembre, un bourgeon charnu gros comme un petit pois
est aperçu dans le trajet ; il est mobile, alternativement refoulé en
arrière et en avant, par les mouvements d'inspiration et d'espira-
tion et paraît s'insérer par un pédicule étroit au fond de la plaie,
sur les bords de la trachée. Je l'extirpe facilement avec une pince
à pansement. D'autres petits bourgeons sessiles garnissent le fond
du trajet. Badigeonnage au nitrate d'argent. Le 18, un nouveau
bourgeon, pareil au premier s'est réformé in situ et est aussi ex-
tirpé. Un mois après, raclage et cautérisation au nitrate d'argent.
Nouvelle tentative d'ablation de la canule le 21 octobre au soir.
Respiration assez bonne jusqu'à minuit, puis angoissée, le tirage
recommence et ramène lentement l'asphyxie. Le 22, à huit heures
du soir, débridement, introduction de la canule Bourdillat. État
fébrile pendant deux jours. Puis enlèvement définitif de la canule
le 29. Guérison le cent-treizième jour.

CONCLUSIONS.

L'introduction de la canule après la trachéotomie chez les enfants, détermine souvent un rapprochement de l'extrémité postérieure des trois premiers anneaux de la trachée.

Ce rapprochement détermine une saillie de la muqueuse dans la trachée; saillie qui amène un rétrécissement dans le calibre du conduit aérien, peut persister et être un obstacle à l'ablation définitive de la canule.

Les bourgeons charnus d'une plaie de trachéotomie peuvent être un obstacle à l'enlèvement de la canule.

Ils siégent principalement aux angles supérieur et inférieur de la plaie, sont sessiles ou pédiculés.

Ils s'implantent quand ils siégent profondément sur les bords de l'incision trachéale et non sur la muqueuse voisine.

Leur expulsion spontanée ou leur arrachement est suivi d'une guérison définitive quelquefois, d'un soulagement momentané, presque toujours, c'est-à-dire que l'enfant peut se passer de la canule pendant quelques heures.

Ils récidivent avec une grande facilité ; aussi les arrachements combinés aux cautérisations doivent-ils être continués quelquefois pendant fort longtemps.

Quand on suppose leur existence et leur saillie du côté

de la trachée, l'emploi du laryngoscope est possible mais difficile.

Quand ces bourgeons charnus continuent à se développer du côté de la trachée après la cicatrisation complète de la plaie cutanée, ils donnent lieu à des accidents fort graves.

Dans ces cas, dès qu'il survient, dans certaines circonstances, de l'oppression, du tirage, du cornage pendant la nuit, il ne faut pas attendre le premier accès de suffocation qui pourrait être mortel, mais ouvrir de nouveau la trachée.

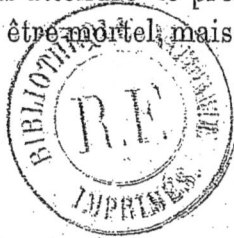

Paris. — A. PARENT, imprimeur de la Faculté de Médecine, rue M.-le-Prince, 29-31.

www.ingramcontent.com/pod-product-compliance
Lightning Source LLC
Chambersburg PA
CBHW070820210326
41520CB00011B/2033